Förderung überfachlicher Kompetenzen an Hochschulen

Christiane Fitzke

Förderung überfachlicher Kompetenzen an Hochschulen

Neurowissenschaftliche Erkenntnisse in der Studienberatung nutzen

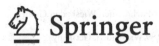 Springer

Christiane Fitzke
HfWU Nürtingen-Geislingen
Nürtingen, Deutschland

ISBN 978-3-658-26902-9   ISBN 978-3-658-26903-6   (eBook)
https://doi.org/10.1007/978-3-658-26903-6

Die Deutsche Nationalbibliothek verzeichnet diese Publikation in der Deutschen National-
bibliografie; detaillierte bibliografische Daten sind im Internet über http://dnb.d-nb.de abrufbar.

Springer ist ein Imprint der eingetragenen Gesellschaft Springer Fachmedien Wiesbaden GmbH
und ist ein Teil von Springer Nature
Die Anschrift der Gesellschaft ist: Abraham-Lincoln-Str. 46, 65189 Wiesbaden, Germany

Für

meine Mutter

Irmgard Fitzke

Danksagung

Um eine solche Arbeit erfolgreich, und das auch noch nebenberuflich, erstellen zu können, bedarf es vieler Akteure, die wie Puzzleteilchen ineinandergreifen. Zunächst ist ein institutioneller Rahmen notwendig. Hier sei Prof. Dr. Dr. Gerhard Roth und Prof. Dr. Thorsten Seelbach und den lehrenden ProfessorInnen der Akademie of neuroscience herzlich gedankt.

Für die Umsetzung sind Gesprächspartner notwendig, um Gedankenknoten zu lösen und Irrwege zu erkennen. Benedikt Rilling für den wissenschaftlichen Blick, Rainer Nübel in sprachlicher Hinsicht und Bettina Paulus aus biologischer Sicht waren hier im Ring. Harald Fimm stellte als „Fachfremder" den Advocatus Diaboli und sorgte damit für die Nachvollziehbarkeit.

Und dann sind da noch die Stunden der Verzweiflung, des Hinwerfen-Wollens, des Geduld Verlierens, die Vorgesetzte und KollegInnen in unterschiedlichem Umfang mit durchlebten und ihre Unterstützung gewährten. Prof. Dr. Valentin Schackmann und Prof. Dr. Dirk Funck haben als Vorgesetzte Mut gemacht und Geduld aufgebracht. Für die Kolleginnen seien besonders Dorothea Pfau, Simone Lang und Susanne Liemer, Kerstin Schramm und Sarah Weidl genannt, die für die Möglichkeit Frust abzulassen sorgten und darin bestärkten nicht aufzugeben.

Nicht zuletzt hat auch das Privatleben insofern gelitten, als es praktisch nicht mehr stattgefunden hat. Mike Glaser und Barbara, Klaus, Tanja und Nadja Bühler sei hier für die Geduld und das „Rücken-frei-halten" und natürlich den Zuspruch herzlich gedankt. Nicht zuletzt musste meine Mutter in dieser Zeit auf meine Besuche fast verzichten, weshalb ich ihr dieses Buch widmen möchte.

Christiane Fitzke

Inhalt

Inhalt

Verzeichnis der Abbildungen

Abkürzungsverzeichnis

ADHS	Aufmerksamkeitsdefizit-/ Hyperaktivitätsstörung
AfNB	Akademie für Neurowissenschaftliches Bildungsmanagement
Aon	Academy on neuroscience
BMBF	Bundesministerium für Bildung und Forschung
ca.	circa
Co.	Kompanie
d. h.	das heißt
DGPE	Deutsche Gesellschaft für Psychoedukation e. V.
DIPF	Deutsche Institut für Internationale Pädagogische Forschung
DZHW	Deutsches Zentrum für Hochschulentwicklung
ebd.	Ebenda
e. V.	eingetragener Verein
evtl.	eventuell
FH KomPass	KOMpetenzPASS der Fachhochschule Köln
ggf.	gegebenenfalls
IQ	Intelligenzquotient
i.w.S.	im weiteren Sinne
kg	Kilogramm
KMK	Kultusministerkonferenz
MWK	Ministerium für Kultur und Wissenschaft
o.ä.	oder ähnliches
OECD	Organisation für wirtschaftliche Zusammenarbeit und Entwicklung

o. g.	oben genannt
prä-SMA	präsupplementär-motorische Areal
s. o.	siehe oben
SQ3R	**S**urvey, **Q**uestion, **R**ead, **R**ecite und **R**eview
u.a.	und andere
vgl.	vergleiche
z. B.	zum Beispiel
z. T.	zum Teil

1   Einleitung

Die Zahl der Studierenden an deutschen Hochschulen steigt stetig. „Im Wintersemester 2017/2018 sind so viele Studierende wie noch nie an den deutschen Hochschulen eingeschrieben. Nach ersten vorläufigen Ergebnissen des Statistischen Bundesamtes (Destatis) waren 2 847 800 Studentinnen und Studenten im Wintersemester 2017/2018 an einer deutschen Hochschule immatrikuliert. Damit erhöhte sich die Zahl der Studierenden im Vergleich zum Wintersemester 2016/2017 um 40 800 (+1,5%). Das ist beinahe eine Verdopplung zu den Studierendenzahlen vor 2000."[1]

Dies ist politisch gewünscht und die OECD mahnt die Akademikerquote weiter zu erhöhen. Zwischen 2005 und 2015 hat sich die Zahl der Studienanfänger um rund die Hälfte auf 63 Prozent erhöht – der größte Anstieg in allen OECD-Ländern.[2] Gleichzeitig brechen in Deutschland relativ viele Studenten ihr Studium ab, in Zahlen bedeutet dies: „29 Prozent aller Bachelorstudierenden. An Universitäten liegt die Quote bei 32 Prozent, an Fachhochschulen bei 27 Prozent."[3] Unter denjenigen, die ein Bachelorstudium abgebrochen haben, sind laut der Befragung unbewältigte Leistungsanforderungen im Studium der häufigste Grund für den Abbruch (30 Prozent). Am zweithäufigsten (17 Prozent) wurde mangelnde Studienmotivation genannt. Knapp die Hälfte verlässt bereits in den ersten beiden Semestern die Hochschule, weitere 29 Prozent im dritten oder vierten Semester.[4]

Das BMBF hat zahlreiche Maßnahmen ergriffen, um einerseits das Berufsorientierungsprogramm in der Schule auszubauen und andererseits die Rahmenbedingungen sowohl für ein erfolgreiches Studium als auch für den Übergang in eine duale Berufsausbildung im Falle eines Studienabbruchs zu verbessern. So werden seit 2016 zehn Prozent der Mittel aus dem Hochschulpakt 2020 an den Hochschulen für Maßnahmen gegen Studienabbruch eingesetzt. Das Bund-Länder-Programm Qualitätspakt Lehre soll zudem zur Verbesserung der Studienbedingungen und der Qualität der Lehre beitragen.[5]

Ein Studium ist, in Aufwand und notwendigem Durchhaltevermögen, mit einem Ziel im Sport, beispielsweise dem Sieg beim Iron-Man vergleichbar. Jede/r

---

1   STATISTSICHES BUNDESAMT (2017)
2   Vgl. OECD Studie (2017)
3   OECD Studie (2017)
4   Vgl. HERBST (2017)
5   Vgl. DIPF (2016)

© Springer Fachmedien Wiesbaden GmbH, ein Teil von Springer Nature 2019
C. Fitzke, *Förderung überfachlicher Kompetenzen an Hochschulen*,
https://doi.org/10.1007/978-3-658-26903-6_1

Sportler/in trainiert für einen solchen Wettkampf gezielt Muskeln, Herz-Kreislaufsystem und damit die Ausdauer und nicht zuletzt die psychische Belastbarkeit. Es werden Trainingspläne aufgestellt, um die Leistungsfähigkeit langsam zu steigern. Eine entsprechende Ernährung und Lebensweise kommen ergänzend hinzu. Niemand käme beispielsweise auf die Idee einen Marathonlauf ohne Training gewinnen oder auch nur überstehen zu können. Im Studium wird Höchstleistung von unserem Gehirn erwartet. Nun kommen die Studierenden in unterschiedlichen ´Trainingszuständen´, um bei diesem Bild zu bleiben, an die Hochschulen: die einen direkt vom Abitur, die anderen nach einer Ausbildung und Berufstätigkeit. Sie haben sehr unterschiedliche Lernerfahrungen und Wissensstände, Motivation für das Studium, persönliche Ziele und individuelle Rahmenbedingungen. Die Hochschule selbst stellt einen völlig anderen Lernort dar, als das bisher Erlebte: Die Gruppen sind in der Regel größer, das Lernumfeld dadurch anonymer als in Schulen, Berufsschulen oder Unternehmen. Die Dozent/innen sind Expert/innen auf ihrem Gebiet und erwarten ein Verständnis ihres Faches auf hohem Niveau. Es wird sehr viel Eigeninitiative seitens der Studierenden gefordert. Die Kontrolle des Lernerfolgs findet in größeren Zeiträumen statt. Der Tag ist weniger strukturiert, dies erfordert ein hohes Maß an Selbst- und Zeitmanagement und Selbstmotivation. Hinzukommen individuelle Rahmenbedingungen seitens des/der Studenten/in, die ein Studium erleichtern oder erschweren können.[6]

Wie kann man diesen Unterschieden begegnen und die Studierenden in die Lage versetzen, mit den vielfältigen Anforderungen in einem Studium umzugehen? Die Unterstützung im fachlichen Bereich ist nur eine, zwar wichtige, aber nicht ausreichende Maßnahme. Eine Förderung von überfachlichen Kompetenzen wie die Vermittlung von Lern- und Arbeitsstrategien stellen eine sinnvolle Ergänzung dar.

Diese Lern- und Arbeitsstrategien erscheinen auf den ersten Blick allerdings weitaus mühsamer als die bisherigen Strategien und das bloße Auswendiglernen, so die Meinung von Studierenden. Wenn diese losgelöst von den fachlichen Inhalten vermittelt werden - das hat die Vergangenheit gezeigt, kann deren Relevanz für das Studium nicht wahrgenommen werden. Dies können Gründe sein, warum die empfohlenen Maßnahmen bisher seitens der Studierenden nur wenig angenommen werden.[7]

Die Grundlage für das Lehren und Lernen bilden, analog zum Sport und der Psychoedukation, das Wissen über neurowissenschaftliche Zusammenhänge und Funktionsweisen des Gehirns. Die neurowissenschaftlichen Erkenntnisse sind jedoch nicht explizit Gegenstand in Workshops zu Lern- und Arbeitsstrategien an Hochschulen. So ist in der Literatur viel über die Forderung der Einbeziehung von

---

6   Vgl. HEUBLEIN (2017), BRAHM, JENERT &WAGNER (2014), etc.
7   Vgl. BOSSE & TRAUTWEIN (2014), GOTZEN, KOWALSKI, LINDE (2011), etc.

Erkenntnissen aus den Neurowissenschaften in die didaktischen und pädagogischen Methoden zu finden[8], kaum etwas jedoch zur Vermittlung der neurowissenschaftlichen Erkenntnisse an die Lernenden selbst. Eine Ausnahme bilden hier die Veröffentlichungen von REYSEN-KOSTUDIS[9] oder BIRKENBIHL[10]. Eine Studienberatung an Hochschulen sollte sich deshalb nicht nur auf die Vermittlung von Lern- und Arbeitsstrategien beschränken, sondern sollte ganzheitlich orientiert sein und die Persönlichkeit der Studierenden berücksichtigen sowie die Bedingungen für eine optimale Informationsaufnahme und -speicherung mit vermitteln.

Eine Zielsetzung dieser Arbeit ist es zu prüfen, inwiefern die Methode der Psychoedukation auf die Studienberatung übertragbar ist. Hierfür ist zunächst ein Erhebungsinstrument in Form eines Fragebogens zu Studienbeginn, um den Status Quo zu ermitteln, erforderlich. Die Lern- und Arbeitsstrategien aus Psychologie und Pädagogik sollten in Zusammenhang mit neurowissenschaftlichen Erkenntnissen gebracht werden. Dieser Zusammenhang kann dann als Grundlage für ein Konzept zur Vermittlung von Lern- und Arbeitsstrategien in einer Workshopreihe und der individuellen Studienberatung dienen. Die Studierenden sollen das Persönlichkeitsmodell und in diesem Zusammenhang die Individualität im Studienverhalten kennenlernen. Die Abläufe bei der Informationsaufnahme und -bearbeitung, die Bedeutung von Emotion und Motivation als Komponenten für eine erfolgreiche Informationsaufnahme, Bereitschaft zu Gewissenhaftigkeit und Fleiß und dem individuellen Umgang mit Stresssituationen erweitern das Repertoire. Die Entscheidung für ein Studienfach und die daraus resultierende Motivation sind eine zentrale Grundvoraussetzung für Studienerfolg. Im Verlauf des Studiums können Zweifel aufkommen, ob der eingeschlagene Weg auch der richtige ist, oder die Studierenden stellen fest, dass sie den Leistungsanforderungen nicht gewachsen sind.

Aus diesem Grund soll, ergänzend zu den Lern- und Arbeitsstrategien, ein Beratungskonzept in Bezug auf Entscheidungssituationen für Studieninteressierte und Studienzweifler unter Berücksichtigung neurowissenschaftlicher Erkenntnisse entwickelt werden. Auf dieser Grundlage sollen die Studierenden befähigt werden, Selbstverantwortung zu übernehmen und eigene Methoden und Strategien für ein erfolgreiches Studium und Berufsleben zu entwickeln.

Die Förderung von überfachlichen Kompetenzen in der Studieneingangsphase ist jedoch nur ein Teil der Kompetenzförderung an Hochschulen. Die Persönlichkeitsbildung ist Lehrauftrag für Hochschulen[11]. Welche Impulse kann das

---

8   Vgl. BECK (2003), ROTH (2015), SHIRP (2009), STADELMANN (2012) etc.
9   Vgl. REYSEN-KOSTUDIS (2010)
10   Vgl. BIRKENBIHL (2011)
11   Vgl. LEIBER (2016)

Vier-Ebenen-Modell der Persönlichkeit für die Kompetenzförderung an Hochschulen insgesamt geben? Was macht einen erfolgreichen Studierenden und Berufstätigen aus? Die vorliegende Masterarbeit soll einen Überblick über die Möglichkeit neurowissenschaftliche Erkenntnisse in der Studienberatung zu nutzen eröffnen. Hierzu wird das ganze Beratungsspektrum in diesen Zusammenhang gestellt. Zwangsläufig kann bei dieser Bandbreite zunächst nur an der Oberfläche und nicht in die Tiefe recherchiert und beschrieben werden. Jedoch kann auf dieser Grundlage ein Vorschlag entstehen, inwiefern neurowissenschaftliche Erkenntnisse in der Studienberatung und in einer Vision in der Curriculumentwicklung und flankierenden Maßnahmen sinnvoll und zielführend eingesetzt werden können.

Die Arbeit gliedert sich in vier Hauptthemenbereiche. In Kapitel 2 werden die Entwicklung im Hochschulbereich und die Notwendigkeit der Unterstützungsmaßnahmen in der Studieneingangsphase dargestellt.

In Kapitel 3 werden neurowissenschaftliche Erkenntnisse, die Relevanz für die Förderung von Lern- und Arbeitsstrategien, eine individuelle Beratung und Beratung in Entscheidungssituationen haben, beschrieben. Das vierte Kapitel dient der Zusammenführung der dargestellten neurowissenschaftlichen Erkenntnisse mit Lern- und Arbeitsstrategien aus Pädagogik und Psychologie in ein Workshopkonzept. Die Themenbereiche der bereits entwickelten und in der Praxis erprobten Workshops `Lernbiografie & Lerntyp´, `Zeitmanagement´, `Erfolgreich lernen mit der SQ3R-Lesetechnik´ und `Lampenfieber, Blackout & Co.´[12] werden auf Grund der Literaturrecherche überprüft und neu formuliert.

Die identifizierten Themen können ebenso in der individuellen Studienberatung Verwendung finden. Der große Bereich der Entscheidungssituationen im Studium und den Möglichkeiten inwiefern neurowissenschaftlicher Erklärungsansätze diese unterstützen zu können, schließt das dritte Kapitel ab.

Im Kapitel 5 werden zunächst die notwendigen überfachlichen Kompetenzen für das erfolgreiche Bestehen eines Studiums, die an Hochschulen zu fördernden Kompetenzen im Sinne einer Persönlichkeitsbildung und die Kompetenzen, die für eine Berufstätigkeit notwendig sind, miteinander vergleichen und Überschneidungen identifiziert. Alle überfachlichen Kompetenzen werden darauf hin in Zusammenhang mit dem Vier-Ebenen-Modell der Persönlichkeit gebracht. Ziel ist es, zu ergründen, welche Kompetenz sich auf welcher Ebene im Kompetenzmodell einzuordnen ist und, ob und wie diese entsprechend gefördert werden kann.

Das letzte Kapitel dient der Darstellung der Ergebnisse der Arbeit und mögliche weitere Vorgehensweisen zur Verankerung neurowissenschaftlicher Erkenntnisse in die Studienberatung im Sinne einer Psychoedukation. Zuletzt wird

---

12   Vgl. FITZKE (2014), S. 85 ff.

eine Vision vorgestellt, in der neurowissenschaftliche Erkenntnisse bereits in der Studiengangentwicklung berücksichtigt werden könnten.

Die berichteten eigenen Erfahrungen beziehen sich auf Studierende der Betriebswirtschaft an einer Hochschule für angewandte Wissenschaften und sind deshalb nicht unbedingt auf andere Studienfächer und Hochschultypen übertragbar.

2   Themen in der Studienberatung

2.1   Notwendigkeit der Förderung von Lern- und Arbeitsstrategien in der Studieneingangsphase

Die Hochschulen sehen sich durch steigende Studierendenzahlen mit einer Studierendenschaft mit zunehmender Heterogenität sowohl in fachlicher als auch überfachlicher Qualifikation konfrontiert. Die Zahl der Studienabbrüche steigt entsprechend an. Um diesem Trend zu begegnen werden von Bund und Ländern Projekte zur besseren Passung von Studierenden und Fach, sowie Unterstützung und Kompetenzförderung in der Studieneingangsphase finanziert.

Die Studierenden kommen, insbesondere an Hochschulen für angewandte Wissenschaften, mit sehr unterschiedlichen formalen Zugangsvoraussetzungen an die Hochschule. Der Grund hierfür ist, dass nicht nur das klassische Abitur sondern ebenso ein fachgebundenes Abitur, ein Abschluss an einem Berufskolleg und eine berufliche Qualifikation zum Zugang berechtigt.[13]

Diese Unterschiede betreffen jedoch nicht nur fachliches Wissen, sondern auch überfachliche Kompetenzen.[14] „Der Aneignungsprozess verläuft an der Hochschule stark selbstreguliert und über lange Perioden. Die Vermittlung und Einübung von individuell passenden Lern- und Studierstrategien stellt damit den zweiten bedeutsamen Ansatzpunkt dar, um der Komplexität universitärer Anforderungen zu begegnen."[15]

BOSSE & TRAUTWEIN führten eine qualitative Interviewstudie zur Erhebung von kritischen Situationen in der Studieneingangsphase durch. In einem Interview formuliert eine Studentin die organisatorischen Herausforderungen folgendermaßen: „Sie müssen die Zeiteinteilung selbst vornehmen, sie müssen sich überhaupt darüber bewusst sein, dass sie das machen müssen, denn es gibt keine Hausaufgaben. Sie müssen irgendwie den Weg für sich finden, wie sie das am besten machen können. Ob das sozusagen das Buch lesen ist und immer nach einem Abschnitt einen Fall bearbeiten oder [...] schreiben sie sich Karteikarten oder ein Skript. Also, ja, mit welchen Mitteln sie lernen. (Int_21/108)."[16]

---

13   Vgl. MWK Baden-Württemberg (2018)
14   Vgl. BERK v., SCHULTERS, STOLZ (2015)
15   BERK v., SCHULTERS, STOLZ (2015), S. 6
16   BOSSE & TRAUTWEIN (2014), S. 52

© Springer Fachmedien Wiesbaden GmbH, ein Teil von Springer Nature 2019
C. Fitzke, *Förderung überfachlicher Kompetenzen an Hochschulen*,
https://doi.org/10.1007/978-3-658-26903-6_2

„Der Bildungswissenschaftler Jürgen Baumert hat im Bildungsplan Baden-Württemberg 2016 theoretisch dargelegt, welche Anforderungen in modernen, global-vernetzten Gesellschaften ganz allgemein an Bildungspläne zu stellen sind: Als basale Kulturwerkzeuge benennt er folgende prozess-bezogene Basiskompetenzen:

- Beherrschung der Verkehrssprache
- mathematische Modellierungsfähigkeit
- fremdsprachliche Kompetenz
- IT-Kompetenz
- Selbstregulation des Wissenserwerbs."[17]

Für das Studieren elementar ist die Beherrschung der Verkehrssprache: „Insbesondere ist die Lesekompetenz Basis jedes selbstständigen Weiterlernens… Auch die Fähigkeit zur Selbstregulation nimmt in modernen Theorien der Kompetenzentwicklung eine immer prominentere Rolle ein. Selbstregulation umschreibt die Fähigkeit, die eigenen Gedanken, Gefühle und Handlungen kontrollieren und steuern zu können."[18]

Gemäß der KMK-Expertenkommission umfassen fachübergreifende Schlüsselqualifikationen die drei Bereiche soziale Kompetenz, Selbststeuerung des Lernens sowie Eigenverantwortlichkeit und setzen als Anforderungsprofil bei Studierenden eine starke Lern- und Leistungsbereitschaft, große Selbstständigkeit und Motivation, besondere kommunikative Fähigkeiten, eine hohe Ausdauer und Belastbarkeit sowie intellektuelle Neugier voraus.[19]

BRAHM, JENERT und WAGNER (2014) gehen noch einen Schritt weiter und haben „…untersucht, inwieweit die Studienanfänger/innen einer Hochschule anhand individueller Faktoren in bestimmte Gruppen eingeteilt werden können. Dabei wird das Persönlichkeitsmerkmal Selbstwirksamkeit als Selektionsvariable zur Gruppenbildung herangezogen, da diese in einem starken positiven Zusammenhang mit der Studienleistung steht[20] aber auch einen negativen Zusammenhang zur Prüfungsangst aufweist[21]."[22]

Aus den Ergebnissen der vorgenannten Studie wurde die Empfehlung abgeleitet, dass für die Studierenden je Selbstwirksamkeitswert andere Einführungsveranstaltungen angeboten werden sollten.

---

17 PANT, H. A: (2016): In: Bildungsplan 2016, Ministerium Kultus, Jugend und Sport (Hrsg.) S. 11f
18 PANT, H. A: (2016), In: Bildungsplan 2016, Ministerium Kultus, Jugend und Sport (Hrsg.) S. 11f
19 Vgl. KOLLER/BAUMERT, (2002), zitiert nach BERTHOLD, C. JORZIK, B.; MEYER-GUCKEL, V. (Hrsg.), S. 36
20 CHEMERS, HU & GARCIA, (2001) zitiert nach BRAHM, JENERT & WAGNER (St. Gallen), S. 3
21 BANDURA, (1988), zitiert nach BRAHM, JENERT & WAGNER (St. Gallen), S. 3
22 Vgl. BRAHM, JENERT & WAGNER (2014), S. 3

Die Studierenden mit mittlerer und hoher Selbstwirksamkeit sollten auf den Unterschied des schulischen Lernens zum Studieren aufmerksam gemacht werden. Sie sollen durch Selbstreflexion zu einer realistischen Selbsteinschätzung kommen und ggf. notwendige Lern- und Arbeitsstrategien kennen lernen. Die Studienanfänger/innen mit niedriger Selbstwirksamkeit benötigen zum einen Unterstützung, ihre studienbezogene Angst zu relativieren und zum anderen die wahrgenommene Belastungen (Stoffmenge und Zeitmanagement) besser meistern zu können. Individuelle Angebote in Form von Einzelgesprächen runden das Unterstützungsangebot ab.[23]

Voraussetzung für die Selbstwirksamkeit ist die Kongruenz von unbewussten Motiven und bewussten Zielen.[24] „Bei Kongruenz machen wir dann die wichtigste Erfahrung in unserem Leben, nämlich, dass das Verfolgen selbstbestimmter Ziele, das Meistern einer Herausforderung eine starke Belohnung in sich trägt und keine von außen nötig hat. Dies geht einher mit einer hohen Eigenkontrolle der Leistung. Es zeigt sich allgemein, dass Menschen, die ein hohes Vertrauen in die eigene Kräfte besitzen und ein hohes Maß an Eigensteuerung bei der Leistungserbringung haben, erfolgreicher sind, als solche mit einem geringen Vertrauen in sich und einem geringen Maß an Selbststeuerung."[25] (siehe hierzu auch Kapitel 1)

Von SCHMIED & HÄNZE wurde ein vergleichbarer Fragebogen, der nicht nur Kompetenzen der Selbst- und Studienorganisation sondern auch lernrelevanten Emotionen erfasst, entwickelt. Es wird ein Zusammenhang zwischen Selbst- und Studienorganisation = Lernorganisation, Motivation, Planung und Arbeitshaltung und Umgang mit Stress und lernrelevanten Emotionen = Angst, Ärger, Hoffnung, Langeweile, Hoffnungslosigkeit, Scham, Stolz, Freude hergestellt.[26] „Das Instrument ermöglicht es zum einen, Auskunft über den aktuellen Stand der eigenen fachübergreifenden Kompetenzen und lernrelevanten Emotionen zu geben. Zum anderen können Wirkungsweisen verschiedener Interventionen evaluiert werden, indem der Fragebogen zu mehreren Zeitpunkten eingesetzt wird."[27]

In Zusammenfassung sind folgende überfachlichen Kompetenzen zu fördern: Lernorganisation, Motivation, Planung und Arbeitshaltung, ROTH nennt hierzu Fleiß, Gewissenhaftigkeit, Leistungsbereitschaft, und Umgang mit Stress.[28] Zur Erlangen guter Noten, und Bewältigung der Stoffmenge, Punkte wie sie von BRAHM, JENERT und WAGNER genannt werden, sind Lerntechniken wie eine

---

23   Vgl BRAHM, JENERT & WAGNER (2014), S. 76 f.
24   Vgl. ROTH (2015), S. 100
25   ROTH (2015), S.101
26   Vgl. SCHMIED & HÄNZE (2016)
27   SCHMIED & HÄNZE, (2016), S. 13
28   SCHMIED & HÄNZE (2016)

Lesetechnik zum Umgang mit wissenschaftlichen Texten, Techniken zum Strukturieren und Memorieren zielführend. Ergänzend sollten die Wirkung von Emotionen und Motivation auf den Lernerfolg und der Umgang mit Stress und Prüfungsangst entsprechend der Werte in der Selbstwirksamkeit hinzukommen.[29]

2.2 Konzept zur Vermittlung von Lern- und Arbeitsstrategien im Studium – Psychoedukation

Aus der vorgenannten Literatur ergibt sich, dass Persönlichkeitsmerkmale und
Emotionen einen großen Einfluss auf die Studienkompetenz und damit den Stu-
dienerfolg haben. Daraus ist abzuleiten, dass Veranstaltungen zur Förderung der
Studienkompetenz in der Studieneingangsphase nicht ausreichen, sondern eine
Förderung passgenau für die Persönlichkeit der Studierenden erfolgen sollte, so
wie es von BRAHM, JENERT und WAGNER vorgeschlagen wird.

Des Weiteren sind die Fördermaßnahmen über einen längeren Zeitraum fort-
zuführen, da manche Probleme erst im Studienverlauf entstehen. BOSSE empfiehlt zudem, „[…] die Unterstützung von Studierenden in die Curricula zu integ-
rieren".[30] Die Erfahrung, dass Studierende außercurriculare Angebote zur Förderung der überfachlichen Kompetenzen kaum nutzen, auch wenn sie durchaus De-
fizite ausweisen, wird an vielen Hochschulen gemacht. An der Fachhochschule
Köln beispielsweise wird ein sehr differenziertes Instrument zur Erfassung der
überfachlichen Kompetenzen, der FH KomPASS, eingesetzt. „Im Einzelnen besteht das Web-Angebot KomPass aus einem Kompetenzcheck, ein Online Assess-
ment zur Ausprägung von überfachlichen Kompetenzen, einer kurzen Anleitung,
wie man gezielt an den eigenen Kompetenzen arbeiten kann und Materialien, um
diesen Prozess anzuleiten und zu dokumentieren."[31]

> „Das Online-Angebot, wird nicht wie erwartet genutzt. Die Studierenden führen den
> Kompetenzcheck durch, erhalten eine Rückmeldung zu ihren überfachlichen Kompe-
> tenzen und sind danach vermutlich dafür sensibilisiert, dass es vielfältige Kompeten-
> zen gibt, über die sie schon verfügen oder sie erst noch entwickeln müssen. Sie arbei-
> ten jedoch nicht selbstständig an ihren überfachlichen Kompetenzen weiter, wie wir
> Gesprächen mit Studierenden und ersten Evaluationen entnehmen. Die Entwicklung
> überfachlicher Kompetenzen hat in einem vollgepackten Studienplan keine Priorität,
> und es ist den Studierenden zum Teil unklar, welche Ziele sie sich setzen könnten."[32]

---

29   Vgl. BRAHM, JENERT & WAGNER (2014), S. 76 f.
30   BOSSE, TRAUTWEIN (2018)
31   GOTZEN, KOWALSKI, LINDE (2011), S. 35
32   GOTZEN, KOWALSKI, LINDE (2011), S. 35 f.

Die Grundlage für das Lehren und Lernen bilden, analog zum Training im Sport, das Wissen über körperliche Zusammenhänge und die Funktionsweisen des Gehirns. Die neurowissenschaftlichen Erkenntnisse sind jedoch nicht Gegenstand von Kursen zu Lern- und Arbeitsstrategien an Hochschulen, wie in der Einleitung bereits dargestellt. Die Grundidee einer Erweiterung der Studienberatung an Hochschulen liegt darin, die Studierenden nicht nur mit Lern- und Arbeitsstrategien vertraut zu machen, sondern ihnen darüber hinaus neurowissenschaftliche Begründungen anzubieten, warum diese Techniken sinnvoll sein können. Dies soll jedoch nicht losgelöst in einem Workshop über „Neurowissenschaften und Lernen", sondern zusammen mit dem jeweiligen Thema und den einzelnen Arbeitstechniken vermittelt werden. Ein ähnlicher Ansatz findet sich bei REYSEN-KOSTUDIS[33]. In Ihrem Buch `Leichter Lerne´ stellt sie eine Beziehung zwischen Themen der Studienberatung und neurowissenschaftlichen Erkenntnissen her. Da die Persönlichkeit der Studierenden sehr unterschiedlich ist, sollten ergänzend individuelle Angebote hinzukommen (siehe Kapitel 2.1).

Es kann eine Parallele zur Psychoedukation gezogen werden, indem der Begriff `Krankheit´ durch `Studieren´ und dessen Herausforderungen ersetzt wird.

Nach der Definition der DGPE (Deutsche Gesellschaft für Psychoedukation e. V). werden „unter Psychoedukation systematische didaktisch-psychotherapeutische Interventionen zusammengefasst, um die Patienten und ihre Angehörigen über die Hintergründe der Erkrankung und die erforderlichen Behandlungsmaßnahmen zu informieren, das Krankheitsverständnis und den selbstverantwortlichen Umgang mit der Krankheit zu fördern und sie bei der Krankheitsbewältigung zu unterstützen"[34]

Für die Förderung der Studierenden in der Studienberatung ist die Beschreibung von Psychoedukation bei Erwachsenen mit ADHS (Aufmerksamkeitsdefizit- / Hyperaktivitätsstörung) noch treffender, da hier die Themen (im Text fett hervorgehoben), wie sie im Studium vorkommen ebenso relevant sind. Psychoedukation wird in diesem Kontext folgendermaßen beschrieben: „Die sogenannte Psychoedukation vermittelt dem Patienten und ggf. dessen Angehörigen ein Basisverständnis über die Entstehung der ADHS und zeigt Möglichkeiten der Behandlung auf. Psychoedukation kann zudem eine Veränderung des Selbstbildes und des **Selbstwertgefühls** anregen, die Betroffene emotional entlastet. Weitere hilfreiche Ansatzpunkte sind die Verbesserung der **Selbstorganisation** im Alltag sowie Hilfe beim **Stressmanagement,** bei der **Stimmungsregulation** und bei der Impulskontrolle. Ein wichtiges übergeordnetes Ziel von Psychoedukation kann zudem sein, ein sogenanntes **ressourcenorientiertes Handeln** zu wecken, d. h.

---

33   Vgl. REYSEN-KOSTUDIS (2010)
34   BÄUML & PITSCHEL-WALZ, (2008), S. 3

die besonderen Stärken eines Patienten herauszuarbeiten und diese durch geeig-
nete Maßnahmen zu unterstützen."[35]

Im übertragenen Sinne sollen die Studierenden durch Kenntnis ihrer Persönlichkeit, dem Selbstwirksamkeitsempfinden und durch neurowissenschaftlichen
Erkenntnisse in Zusammenhang mit überfachlichen Kompetenzen in die Lage ver-
setzt werden, individuelle Strategien zu entwickeln. Die Vermittlung der Themen
kann in einer individuellen Beratung oder in Gruppen in Form von Workshops
stattfinden. Zu folgenden Themen wurden, im Rahmen eines Projektes, bereits
Workshops entwickelt und in der Praxis erprobt:

- Lernbiografie, Lerntyp und Eingangskanäle
- Zeitmanagement
- Erfolgreich Lernen mit der SQ3R-Methode
- Lampenfieber, Blackout und Co. [36]

Die Themen der Workshopreihe werden auf Grund der Literaturrecherche folgendermaßen ergänzt und inhaltlich angepasst: Der Teil ʹLernbiografie, Lerntyp und
Eingangskanäleʹ wird in ʹPersönlichkeit und Lernbiografieʹ und ʹZeitmanage-
mentʹ wird in ʹStudienorganisation und Selbstmanagementʹ umbenannt. Ein Teil
ʹEmotion und Motivationʹ kommt wegen der Bedeutung lernrelevanter Emotionen
hinzu. Die Lesetechnik SQ3R wird für den Umgang mit komplexen wissenschaftlichen Texten beibehalten. Ergänzt werden Strukturierungs- und Memorierungstechniken zum Umgang mit der Masse des Lernstoffes. Der Workshop Lampenfieber, Blackout & Co wird in überarbeiteter Fassung unter dem Titel Stressmanagement, beibehalten.

2.3   Themen in Einzelberatungen

Neben Lern- und Arbeitsstrategien gibt es weitere Themen in der Studienberatung.
Ein Kontakt kommt in der Regel dadurch zustande, dass Prüfungen nicht
bestanden wurden und nun Lösungen für den weiteren Studienverlauf gefunden
werden müssen. In manchen Fällen sind die Gründe für das Nichtbestehen klar:
ʹIch habe zu wenig gelerntʹ, ʹzu spät angefangen mich vorzubereitenʹ o.ä. oder
aber es gab gesundheitliche oder persönliche Probleme. In manchen Fällen können
die Studierenden jedoch nicht benennen, warum sie nicht erfolgreich sind. Hierfür
wurde von der Autorin, in Anlehnung an die Darstellung von HEUBLEIN et al
2017 (siehe Anhang 1) eine eigene Abbildung erstellt und nochmals modifiziert,

---

35   GEMEINSAM ADHS BEGEGNEN, kein Autor genannt
36   Vgl. FITZKE (2014)

in der Faktoren für Studienerfolg dargestellt sind. Anhand dieser Abbildung kann im Beratungsgespräch geklärt werden, welche individuellen Gründe vorliegen.

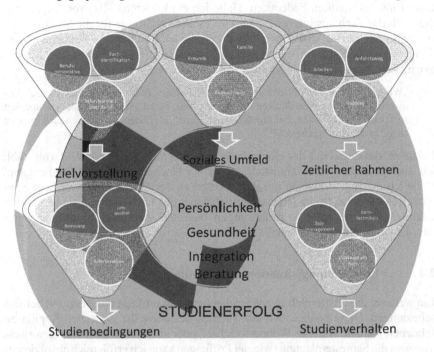

Abbildung 1: Faktoren, die den Studienerfolg beeinflussen[37]

Grundsätzlich ist abzuklären, ob gesundheitliche Probleme vorliegen. Des Weiteren können persönliche Rahmenbedingungen, wie familiäre Probleme oder Probleme in der Beziehung, als belastend empfunden werden und die Aufmerksamkeit binden. Haben die Studierenden in ihrem sozialen Umfeld Unterstützung bei ihrem Vorhaben zu studieren oder nicht? Die räumliche Situation ist ein weiterer Faktor. Ist ein Raum für Lernen vorhanden und die nötige Ruhe? Steht genügend Zeit für das Studium zur Verfügung oder wird diese durch lange Anfahrtswege oder andere Verpflichtungen zu stark eingeschränkt? Im fachlichen aber auch überfachlichen Bereich ist die Art der Hochschulzugangsberechtigung bedeutsam. Welche Schulform wurde besucht? Reichen die fachlichen Kenntnisse für das Studium aus, oder sollten Zusatzkurse besucht werden? Wie lange ist es her, dass

---

37 Eigene Abbildung in Anlehnung an HEUBLEIN et al (2017)

Lernen der `Hauptberuf´ war, d. h. wie geübt ist der/die Student/in im Lernen und
verfügt er/sie über Lern- und Arbeitsstrategien? Auf motivationaler Ebene ist der
Grund für das Studium bedeutsam. Habe ich ein konkretes Ziel vor Augen, stu-
diere ich das Fach aus Interesse oder gibt es andere Gründe für die Studienwahl?
In der Studie von HEUBLEIN et al wurden die Motive für eine Studienentschei-
dung erfasst und sind in folgende Kategorien einzuteilen: Intrinsische Motive,
extrinsische Motive, soziale Motive, Rat von anderen.[38]

> „Wobei intrinsisch Motivierte über ein hohes Fachinteresse verfügen, extrinsisch Mo-
> tivierte eher an Karrierechancen interessiert sind, sozial Motivierte möchten in einem
> sozialen Beruf arbeiten und die den Rat anderer folgenden, orientieren sich entspre-
> chend an Ihren Ratgebern."[39]

Faktoren, die direkt mit der Hochschule zusammenhängen, sind: Wie wohl fühle
ich mich in meiner Hochschulstadt, an meiner Hochschule und im Studiengang?
Habe ich generell Probleme mit dem Lernen an der Hochschule oder liegt es an
einzelnen Fächern? Wenn letzteres zutrifft, ist es das Fach oder spielen hier andere
Faktoren, wie negative Vorerfahrungen oder die Art der Vermittlung durch
den/die Dozenten/in eine Rolle?

2.4   Entscheidungssituationen im Studium

Ein weiterer großer Bereich in der Studienberatung umfasst die Beratung bei Entscheidungen. Diese können sich auf Themen beziehen, die im letzten Kapitel beschrieben wurden, wie z.B. Wohnortwechsel, oder aber auf studienorganisatorische
Themen: die Semesterplanung (wieviel Prüfungen kann ich erfolgreich absolvieren),
welche Praxisstelle macht für mich Sinn (großes – kleines Unternehmen, welcher
Bereich) und welche Vertiefungsrichtung möchte ich wählen? Je weitreichender die
Entscheidung, je größer die Anzahl der Alternativen und die Unsicherheit, desto größere Probleme haben die Studierenden damit. Die weitreichendste Entscheidung ist
diejenige, das Studium abzubrechen, oder, bei Verlust des Prüfungsanspruches, sich
für eine Alternative entscheiden zu müssen.[40]
    Bei Studienzweifel sind zunächst die Gründe zu klären, wie in Kapitel 2.3.
ausgeführt. Wenn der Studienerfolg oder die Motivation zu gering sind und der
Studienabbruch die richtige Entscheidung ist, sind die Alternativen abzuwägen,
ob das Studium an einer anderen Hochschule, an einem anderen Hochschultyp,
heimatnäher o.ä. fortgesetzt oder eine Alternative gefunden werden sollte. Wurde
noch keine Ausbildung absolviert, könnte dies eine gangbare Alternative sein.

---

38   Vgl. HEUBLEIN et al. (2017), S. 77 f.
39   HEUBLEIN et al. (2017), S. 77
40   Eigene Beratungserfahrung

Falls ja, ist zu überlegen, ob ein Studienfach- und/oder Hochschulwechsel sinnvoll ist, oder der Plan zu studieren aufgegeben werden sollte.

In diesem Abschnitt der Arbeit wurde die Notwendigkeit der Förderung von Lern- und Arbeitsstrategien in der Studieneingangsphase aufgezeigt und die zu vermittelten Themen benannt. Erhebungsinstrumente, die neben den Kompetenzen den Persönlichkeitsaspekt der Selbstwirksamkeit und lernrelevante Emotionen berücksichtigen, wurden vorgestellt. Die Problematik außercurricularer Vermittlung dieser Kompetenzen, wie sie von vielen Hochschulen berichtet werden, wurde thematisiert. Weitere Themen, wie sie in der Einzelberatung aufkommen, und der große Bereich der Entscheidungssituationen im Studienverlauf wurden vorgestellt. Im nächsten Kapitel sollen nun die hierfür relevanten neurowissenschaftlichen Erkenntnisse dargestellt werden.

3 Neurowissenschaftlicher Erkenntnisse mit Relevanz für die Studienberatung

3.1 Das Gehirn - physiologische Grundvoraussetzungen für Lernen

Zur Einführung sollen zunächst ein paar Eckdaten genannt werden, die jedoch bereits Relevanz für den Erfolg von Lernen haben. Das Gehirn ist ca. 1,5 kg schwer, hat 2% Anteil am Körpergewicht und benötigt dennoch 20% der Energie. Der hohe Energieverbrauch erklärt sich durch die mit 100 Milliarden Gehirnzellen und 70 bis 100 Billionen synaptische Verknüpfungen. An diesen Verknüpfungen wird die Energie benötigt.[41] „Beim Sauerstoffverbrauch sind es sogar rund 50%, die unser Gehirn für sich beansprucht."[42] Damit die Leistungsfähigkeit über den Tag erhalten werden kann, ist also für ausreichend Sauerstoff und Glukose zu sorgen. Die benötigte Glucose wird durch eine gesunde Ernährung bereitgestellt, wobei Nahrungsmittel, die Mehrfachzucker enthalten dem einfachen Zucker vorzuziehen sind. Für die Produktion der Neurotransmitter, die für Aufmerksamkeit etc. benötigt werden, werden Nüsse, Getreide, Sojaprodukte, Hülsenfrüchte, Fisch, Haferflocken, Käse empfohlen[43]. Durch Bewegung erhöht sich der Blutkreislauf und Sauerstoff und Glucose kommen schneller im Gehirn an. Lernen findet jedoch traditionell in geschlossenen Räumen und im Sitzen statt. Viele Studien u.a. von Hollmann belegen, dass Lernprozesse in Verbindung mit körperlicher Bewegung besser ablaufen.[44] Durch die Bewegung werden die Gehirnregionen stärker durchblutet, die Fließgeschwindigkeit des Blutes nimmt zu. Darüber hinaus nimmt die Anzahl der roten Blutkörperchen zu und der Körper produziert verstärkt Hämoglobin.[45] Deshalb empfiehlt es sich, entgegen der o.g. traditionellen Lernhaltung, in Bewegung zu lernen. Findet die Bewegung dann auch noch draußen an der frischen Luft statt, ist die Sauerstoffaufnahme optimal.[46] Es gibt Studien hierzu, die belegen, dass „bereits ein zügiger Spaziergang die Gehirndurchblutung um 14 %

---

41 Vgl. AfNB (2018) Train The Trainer, Folie 12
42 AfNB (2018) Spitzenleitung entsteht im Gehirn, S. 26
43 Vgl. AfNB (2018) Spitzenleistung entsteht im Gehirn, S. 27 f.
44 Vgl. AfNB (2018) Spitzenleistung entsteht im Gehirn, S. 69
45 Vgl. AfNB (2018) Spitzenleistung entsteht im Gehirn, S. 29
46 Vgl. AfNB (2018) Spitzenleistung entsteht im Gehirn S. 24 ff.

© Springer Fachmedien Wiesbaden GmbH, ein Teil von Springer Nature 2019
C. Fitzke, *Förderung überfachlicher Kompetenzen an Hochschulen*,
https://doi.org/10.1007/978-3-658-26903-6_3

steigert, und Probanden, die Denksportaufgaben an einem Computer lösen mussten, während sie auf einem Fahrradergometer moderat vor sich hin strampelten, verbesserten die Kapazität ihres Arbeitsgedächtnisses um rund 20%."[47]

Unsere Leistungsfähigkeit unterliegt des Weiteren einem bestimmten Rhythmus im Tagesverlauf, der jedoch sehr individuell sein kann. Zudem funktioniert das Gehirn in einem bestimmten Aktivierungsniveau optimal ist aber auch auf Pausen und Schlaf angewiesen, in denen die aufgenommene Information verarbeitet werden kann. Warum dies im Schlaf geschieht ist folgendermaßen begründbar: „Während wir schlafen, kann unser Gehirn die Informationen besser verarbeiten, weil es nicht gleichzeitig neue Informationen von der Außenwelt aufnehmen muss. Im Schlaf sind für unser Gehirn freie Assoziationen leichter möglich und während des Schlafes sinkt der Cortisolspiegel. Die niedrige Produktion des Stresshormons Cortisol ermöglicht es unserem Gehirn u.a., Informationen besser und schneller zu verarbeiten."[48]

Es gibt Meta-Analysen darüber, dass eine entspannende Unterbrechung die Kreativität und Lernleistung fördert. Aus Sicht der Hirnforschung ist das Nichtstun mitnichten eine Phase neuronaler Inaktivität. Die Idee eines Leerlauf-Modus im Gehirn beruht auf Beobachtungen von Neurowissenschaftlern, die mit Hilfe der Magnetresonanztomografie den Sauerstoff- und Energieverbrauch im Hirn messen: Werden Probanden aufgefordert, nichts zu tun und an nichts Bestimmtes zu denken, weist ein ganz bestimmtes Netzwerk von Hirnregionen eine besonders hohe Aktivität auf. Ähnlich wie beim Schlaf, könnte das Gehirn im `Default Mode´ aktiv sein, um sich gerade Erlerntes oder Erlebtes noch einmal `durch den Kopf´ gehen zu lassen - und die Synapsen werden neu sortiert.[49]

Die Leistungsfähigkeit des Gehirns wird des Weiteren durch die neuronalen Strukturen bestimmt, die im Kindesalter aufgebaut wurden und in die im Rahmen des schulischen und beruflichen Lernens weiterführendes Wissen und Können integriert werden. Sind die Strukturen nicht richtig angelegt oder gar degeneriert, wird es fast unmöglich neues Wissen mit Spaß hinzuzulernen.[50]

Aktuelle neurowissenschaftliche Studien zeigen, dass unser Gehirn ständig lernfähig bleibt – vorausgesetzt, wir trainieren es. Unser Gehirn ist plastisch - es wächst mit seinen Aufgaben. Dies wird auch Neuroplastizität genannt. Beim Lernen ändern sich die synaptischen Verbindungen zwischen den Nervenzellen - es entstehen sogenannte neuronale Netzwerke.[51]

---

47 AfNB (2018) Spitzenleistung entsteht im Gehirn S. 24f.
48 AfNB (2018) Spitzenleistung entsteht im Gehirn, S. 32 f.
49 Vgl. WENDSCHE (2015)
50 Vgl. AfNB (2018) Wie unser Gehirn lernt, S. 21
51 Vgl. AfNB (2018) Die Zukunft des Lernens, S. 13

Neben der Lernfähigkeit verfügen Menschen über weitere grundlegende Fähigkeiten, in denen sie sich allerdings teilweise durchaus auch deutlich unterscheiden.

„Die wichtigsten Fähigkeiten des Menschen sind:

- die Fähigkeit, eine Vorstellung von sich selbst und seiner eigenen Wirkung zu entwickeln,
- die Fähigkeit, sich in andere hineinzuversetzen,
- die Fähigkeit, seine Handlungen zu planen, zu kontrollieren und dann in eine sinnvolle Richtung zu lenken."[52]

„Mit Hilfe der inneren Bilder entscheidet jeder Mensch für sich,

- was ihm wichtig ist,
- womit er sich beschäftigt,
- wofür er sich einsetzt,
- worauf er seine Aufmerksamkeit lenkt, wie er seine Vorstellungen umsetzt."[53]

Nach der allgemeinen Einführung soll im Folgenden auf die Individualität eingegangen werden. Was macht eine Persönlichkeit aus und wie können die Unterschiede neurowissenschaftlich erklärt werden?

3.2 Neurobiologische Grundlagen der Persönlichkeit

3.2.1 Das Vier-Ebenen-Modell der Persönlichkeit

Im Folgenden soll das Konstrukt der Persönlichkeit aus neurowissenschaftlicher Sicht beschrieben werden. Was meinen wir, wenn wir von der Persönlichkeit eines Menschen reden und inwiefern ist diese veränderbar? Das neurobiologisch inspirierte Vier-Ebenen-Modell der Persönlichkeit wurde von ROTH und STÜBER entwickelt.[54]

Nach diesem Modell ist die Persönlichkeit neuroanatomisch in 4 Ebenen aufgebaut, wobei drei Ebenen aus dem limbischen System bestehen. Prinzipiell wird zwischen einem Bewussten und einem Unbewussten Selbst unterscheiden. Das unbewusste Selbst ist in subcorticalen Gehirnzentren angesiedelt und setzt sich aus der unteren und der mittleren limbischen Ebene zusammen. Die Pfeile geben jeweils an, wie groß der Einfluss der einen Eben auf die andere ist. Dieser Einfluss

---

52   AfNB (2018) Wie unser Gehirn lernt S. 24
53   AfNB (2018) Wie unser Gehirn lernt, S. 24
54   Vgl. ROTH (2015, 2017), etc.

ist von der unteren Ebene auf die oberen Ebenen sehr groß, umgekehrt jedoch sehr gering (siehe nachfolgende Abbildung).[55]

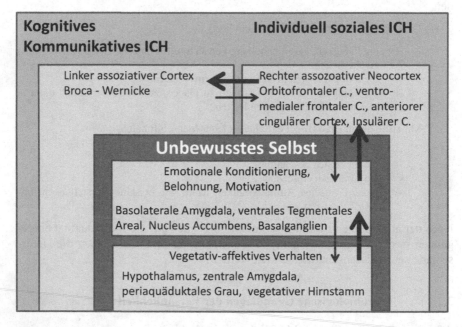

Abbildung 2:   Das neurobiologische Vier-Ebenen-Modell der Persönlichkeit[56]

Die unterste Ebene bildet der Hypothalamus, die zentrale Amygdala, das periaquäduktale Grau und der vegetative Hirnstamm. Die Ebene affektiv-vegetativen Steuerung sichert das Überleben, kontrolliert den Stoffwechsel, regelt den Kreislauf und die Körpertemperatur, steuert unser Verdauungs- und Hormonsystem und kontrolliert den Wach-Schlafrhythmus und die damit verbundenen Bewusstseinszustände. Hier entsteht das vegetativ-affektive Verhalten und das Stressverarbeitungssystem ist hier angesiedelt. Die Eigenschaften dieser Zentren legen das Temperament fest, das hochgradig angeboren ist.[57]

---

55   ROTH bei aon (2017), Folie 10
56   ROTH bei aon (2017)
57   Vgl. ROTH (2015)

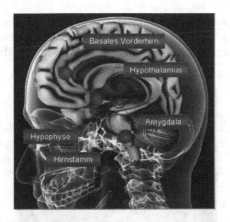

Abbildung 3:   Unterste limbische Ebene - Ebene der affektiven-vegetativen
                     Steuerung[58]

Die zweite Ebene, die mittlere limbische Ebene besteht aus der basolateralen
Amygdala, dem ventralen Tegmentalen Areal, dem Nucleus Accumbens und den
Basalganglien. Hier erfolgt die emotionale Konditionierung, Belohnung und Motivation. In der Amygdala werden die Signale der Umwelt und des Körpers erfah-
rungsbedingt nach gut oder schlecht bewertet und mit Gefühlen verbunden (Angst,
Wut und Überraschung usw.). Das Mesolimbische System hingegen erzeugt Lust-
gefühle wie Freude und Spaß. Es beinhaltet das Belohnungs- und Motivationssystem. Letzteres ist für die Belohnungseinschätzung und Belohnungserwartung zuständig. Dieser Teil ist genetisch, durch vorgeburtliche Prägung und frühkindliche,
psychosoziale Erfahrungen bedingt und bleibt ein Leben lang egoistisch-egozent-
risch. Diese beiden Ebenen bilden zusammen das unbewusste Ich und sind nur
wenig bewusst beeinflussbar.[59]

   Der rechte Assoziative Cortex, mit orbifrontalem Cortex, ventromedialem
frontalem Cortex, anterior cingulärem Cortex und insulärem Cortex bildet das individuell soziale Ich und ist mit Emotionen und Motivation beschäftigt. Hier sind
das Sozialverhalten, die Aufmerksamkeitssteuerung, die Risikoeinschätzung und
das bewusste Gefühlsleben verankert. Hier findet das Erlernen von Fähigkeiten,
die die Anpassung an natürliche und gesellschaftliche Einflüsse ermöglichen, statt.
Dies ist der Ort in dem die Fähigkeit auf Kompromisse einzugehen, ein entfernt
liegendes Ziel zu verfolgen, Belohnungen einzuschätzen etc. lokalisiert sind. Die

---

58   AfNB (2018) Die Kunst der Verhaltensänderung, Folie 9
59   Vgl. ROTH (2015, 2017)

vorgenannten Fähigkeiten bilden die Grundlage für Empathie und damit Einfüh-
lungsvermögen. Die Entwicklung erfolgt sehr spät und erstreckt sich von der
Kindheit bis ins Erwachsenenalter. Diese Ebene ist entscheidend für Verhaltens-
änderungen.[60]

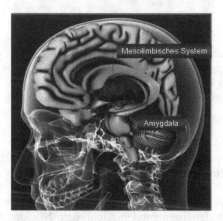

Abbildung 4:   Mittlere limbische Ebene – Ebene der emotionalen
                     Konditionierung[61]

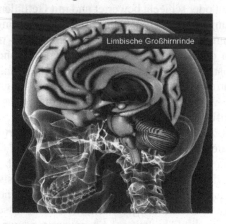

Abbildung 5:   Obere limbische Ebene - Ebene des Sozialen Ich[62]

---

60   Vgl. ROTH (2015, 2017)
61   AfNB (2018) Die Kunst der Verhaltensänderung, Folie 10
62   AfNB (2018) Die Kunst der Verhaltensänderung, Folie 11

Der Isocortex mit sechsschichtigem Aufbau bildet das kommunikativ kognitive Ich. Dies ist der Ort unserer kognitiven Leistungen wie Wahrnehmen, Erkennen, Denken, Intelligenz, Vorstellen, Erinnern und Handlungsplanung. Diese Ebene besteht aus dem präfrontalen Cortex als Sitz des Arbeitsgedächtnisses, des Verstandes und der Intelligenz und den Sprachzentren. Diese Ebene entsteht in der späten Phase der vorgeburtlichen Gehirnentwicklung. Die Ausgestaltung reicht bis ins Erwachsenenalter.[63]

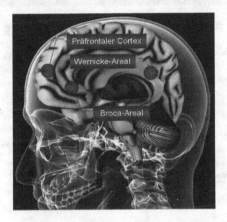

Abbildung 6:   Ebene der kognitiv-kommunikativen Funktionen [64]

In dem vorgenannten System ist der Einfluss der Anteile des unbewussten Selbst auf das bewusste Selbst sehr stark. Das bewusste Selbst hingegen hat wenig bis keinen Einfluss auf das unbewusste Selbst, dies ist in der Stärke der Pfeile in Abbildung 2 dargestellt.[65]

3.2.2   Neuromodulatoren und Persönlichkeit

Neben den neuroanatomisch abgrenzbaren, sich teilweise jedoch auch überlappenden Strukturen werden Neuromodulatoren = Neurotransmitter und sonstige neuroaktive Substanzen (Neuropeptide und Neurohormone) in diesen Gehirnarealen wirksam.[66]

---

63   Vgl. ROTH (2015), S. 48 f.
64   AfNB (2018) Die Kunst der Verhaltensänderung, Folie 12
65   ROTH bei aon (2017)
66   Vgl. ROTH (2017)

Diese sind in nachfolgender Abbildung mit den zugehörigen Persönlichkeits-merkmalen dargestellt. Sie umfassen das Stressverarbeitungssystem, Selbstberuhi-gung, Selbstbewertung und Motivation, Impulskontrolle, Bindung und Empathie und Realitätssinn und Risikobewertung. Als weiterer Faktor zählt ROTH die Intel-ligenz als Persönlichkeitsprägend bzw. -unterscheidend hinzu.[67]

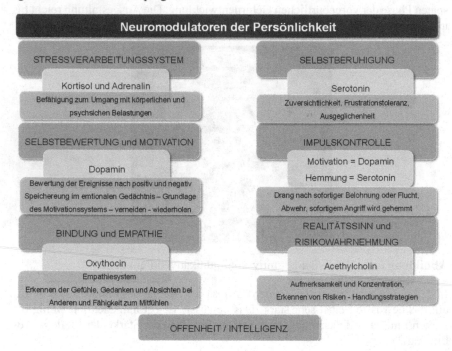

Abbildung 7:	Neuromodulatoren der Persönlichkeit[68]

Das erste psychische Grundsystem ist das **Stressverarbeitungssystem** mit den Neuromodulatoren Kortisol und Adrenalin. Es befähigt den Organismus physische und psychische Belastungen bewältigen zu können. Man spricht beim Verlauf der Stressreaktion von einer umgekehrten U-Form, d. h. leichter Stress hat positive, starker Stress negative Wirkungen mit einem Optimum dazwischen.

67	Vgl. ROTH (2011, 2015)
68	Eigene Abbildung auf Grundlage ROTH bei aon (2017)

„Forschungen zum Stress lassen darauf schließen, dass Strategien zur Stressbewältigung dann erfolgreich sind, wenn sie Vorhersagbarkeit, Verständnis der Zusammenhänge, Wissen und das Gefühl der Kontrolle vermitteln."[69] Dies steht in Zusammenhang zur vorgenannten Selbstwirksamkeit bei Studierenden (siehe Kapitel 2.1).

Das zweite psychische Grundsystem ist das System der **Selbstberuhigung** mit dem Neurotransmitter Serotonin. Menschen unterscheiden sich neben ihrer Fähigkeit, mit Belastungen umzugehen, durch den Grad an Zuversicht oder Ängstlichkeit, Ausgeglichenheit oder innerer Unruhe, Frustrationstoleranz und Bedrohtheitsgefühl, und all dies ist wesentlich vom Funktionszustand des serotonergen Systems bestimmt. Die Selbstberuhigung ist eng mit dem oben beschriebenen Stresssystem und mit Stoffen wie den endogenen Opioiden und dem Bindungshormon Oxytocin in Wechselwirkung.[70] „Starker Stress und starke psychische Traumatisierung in früher Kindheit, etwa in Form von körperlicher oder psychischer Misshandlung oder Vernachlässigung und sexuellem Missbrauch, führt zu einer nachhaltigen, z. T. irreversiblen Schädigung des Selbstberuhigungssystems bzw. zu einem Defizit in der Expression des Serotonintransporter-Gens."[71]

Das dritte psychische Grundsystem ist das interne **Bewertungs- und Motivationssystem**. Dieses System ist in der Amygdala und dem mesolimbischen System angesiedelt und wirkt über den Neurotransmitter Dopamin. Dort erhält jedes Erlebnis und/oder Handlung eine emotional positive oder negative Note. Das Gefühl der Belohnung und damit Freude, Vergnügen und Lust wird durch die Ausschüttung von hirneigenen Opioiden durch Zentren des Hypothalamus bewirkt. Diese wirken wiederum auf Rezeptoren im mesolimbischen System (Nucleus Accumbens aber auch Amygdala und im orbitofrontalen, cingulären und insulären limbischen Cortex) ein. Negative Erlebnisse hingegen erzeugen Gefühle der Unlust, des Schmerzes, der Bedrohung bis hin zur Panik. Diese Gefühle werden durch die Ausschüttung der Substanz-P, wobei „P" für Pain steht, Arginin Vasopressin und Cholezystokinin bewirkt.[72]

Es gibt sowohl eine Belohnungs- als auch eine Vermeidungstendenz, je nach Bewertung einer Handlung. Entsprechend werden Handlungen angestrebt bzw. wiederholt, die bisher eine Belohnung zur Folge hatte. Diese Belohnungserwartung wird durch Dopamin ausgelöst und ist damit Grundlage für das Motivationssystem.[73]

---

69 THOMPSON, R. (2016), S. 213
70 Vgl. ROTH bei aon (2017), S.20
71 CASPI et al. 2003; CANLI und LESCH 2007 zitiert nach ROTH (2015), S. 60
72 Vgl. ROTH (2015), S. 62
73 Vgl. ROTH bei aon (2017), S. 21

Das vierte psychische Grundsystem der **Impulskontrolle** sorgt dafür, dass impulsives Verhalten gehemmt wird und Toleranz gegenüber Belohnungsaufschub bzw. Aufschub bei der Beseitigung negativer Dinge möglich ist. Hirnorganisch reifen vom zweiten Lebensjahr bis ins Erwachsenenalter der orbitofrontale, ventromediale und cinguläre Cortex als obere limbische Elemente und damit auch hemmende Bahnen zu den subcorticalen limbischen Zentren, aus. Motor dieses Systems ist Dopamin, die Hemmung erfolgt über Serotonin.[74] Eine Aktivierung des Frontalhirns über die Serotonin-Rezeptoren des unteren und medialen Frontalhirns verstärkt die Hemmung zu subcorticalen limbischen Zentren. Somit wird sowohl der Drang nach sofortiger Belohnung als auch der Drang zu Flucht, Abwehr oder sofortigem Angriff gehemmt.[75]

Das fünfte System ist das **Bindungs- und Empathiesystem**, das sich sehr früh entwickelt. Eine wesentliche Rolle hierbei spielt das im Hypothalamus produzierte Neuropeptid Oxytocin. Dieses wird einerseits bei der Mutter-Kind-Beziehung, bei erwachsenen Paarbeziehungen und beim Sexualverhalten, andererseits auch bei vertrauensvollen sozialen Kontakten ausgeschüttet.[76] Das Wohlgefühl bei intensiven sozialen Beziehungen wird noch verstärkt durch die Ausschüttung endogener Opioide und Serotonin. „Empathie entwickelt sich offenbar aus dem Bindungssystem und beruht auf zwei Fähigkeiten, nämlich zum einen der Fähigkeit, die Gefühle, Gedanken und Absichten eines Mitmenschen erkennen (»lesen«) zu können, und zum anderen auf der Fähigkeit zum Mitleiden, also Empathie im engeren Sinne. Das menschliche Empathiesystem umfasst sowohl subcorticale limbische Zentren wie das mesolimbische System und die Amygdala (insbesondere beim Erkennen des Gesichtsausdrucks) als auch corticale limbische Zentren, vor allem den orbitofrontalen, anterioren cingulären und insulären Cortex für die Wahrnehmung des »Schmerzes« bei Anderen[77], sowie Bereiche des Scheitel- und Schläfenlappens, die mit dem Erkennen von Mimik und Gebärden befasst sind.[78]

Das sechste psychische Grundsystem ist das System des **Realitätssinns und der Risikowahrnehmung** und wird vom Neurotransmitter und Neuromodulator Acetylcholin, das im basalen Vorderhirn gebildet wird, gesteuert. Die Entwicklung erfolgt nach dem 3. Lebensjahr und damit eher spät und steht in Zusammenhang mit der allmählichen Entwicklung der kognitiven Fähigkeiten des Gehirns, insbesondere in Hinblick auf Aufmerksamkeit und Gedächtnisleistungen. Das ba-

---

74   Vgl. ROTH bei aon (2017), S. 21
75   Vgl. ROTH bei aon (2017), S. 21
76   CAMPBELL (2008), HEINRICHS et al (2009), RILLING und YOUNG (2014) zitiert nach ROTH (2015), S. 64 f.
77   SINGER et al. (2004) zitiert nach ROTH (2015), S. 65
78   Vgl. ROTH (2015), S. 65

sale Vorderhirn beeinflusst massiv die kognitiven Bereiche der Großhirnrinde, besonders das Stirnhirn, sowie den für Lernen und Gedächtnis zentralen Hippocampus. Acetylcholin erhöht die Aufmerksamkeit und Konzentration durch eine Fokussierung neuronaler Aktivität im Arbeitsgedächtnis des Stirnhirns und beim gezielten Abruf von deklarativen Gedächtnisinhalten[79]. Weitere Funktionen dieses Systems sind das Erkennen von Risiken einer bestimmten Situation und negative Folgen des eigenen Handelns und entsprechende Entwicklung von Handlungsstrategien und Hemmung von Handlungsimpulsen.[80]

3.2.3   Intelligenz als weiteres Persönlichkeitsmerkmal und die Big Five

Wie bei der Darstellung der Grundsysteme bereits erwähnt, ist für ROTH **Intelligenz** ein weiteres Persönlichkeitsmerkmal (s. Kapitel 3.2.2), dies steht in einem gewissen Widerspruch zur Psychologie, in der „… Intelligenzforschung, meist getrennt von der Persönlichkeitsforschung behandelt wurde. Der letztgenannte Faktor der Big Five, nämlich Offenheit, richtet sich aber direkt auf die Intelligenz, Kreativität und Neugierde eines Menschen (siehe nachfolgende Abbildung)." [81] Allgemein kann Intelligenz definiert werden als die Fähigkeit zum Problemlösen unter Zeitdruck, wobei zwischen allgemeiner oder auch fluider und bereichsspezifischer oder auch kristalliner Intelligenz unterschieden werden kann. [82] Intelligenz ist zwar genetisch determiniert, aber durchaus von vorgeburtlichen und früh nachgeburtlichen Umwelteinflüssen abhängig.[83]

Die Messung der Intelligenz erfolgt über IQ-Tests, wobei „IQ-Tests so ausgerichtet sind, dass sie Schul- und Berufserfolg einigermaßen verlässlich voraussagen sollen, was wiederum viele Zusatzannahmen erfordert. Intelligenz ist, wie von Experten betont ein Konstrukt, wenngleich eines, das sich in vielen Jahren hinsichtlich der Vorhersagekraft bewährt hat"[84]

Im Folgenden wird der Zusammenhang zwischen dem neurobiologisch inspirierten Persönlichkeitsmodell und den Big Five, die auf COSTA und McCRAE 1989 zurück gehen und von OSTENDORF und ANGLEITNER 2004 in einer deutschen Version vorliegt, beschrieben.[85]

Aus persönlichkeitspsychologischer Sicht unterscheiden sich Menschen in ungefähr fünf grundlegenden Persönlichkeitsmerkmalen mit typischen sekundären

---

79   SARTER et al. (2005) zitiert nach Vgl. ROTH bei aon (2017), Präsentation, Folie 125 ff.
80   Vgl. ROTH bei aon (2017), Präsentation, Folie 125 ff.
81   Vgl. ROTH bei aon (2017), Präsentation, Folie 190
82   Vgl. ROTH (2015), S. 163
83   Vgl. ROTH (2015), S. 175
84   ROTH (2017), S. 39
85   Vgl. ROTH (2017), S. 21

Merkmalen und deren Ausprägung in stark – mittelstark – mittel – mittelschwach oder schwach, wobei diese Kategorisierung rein quantitativ-statistisch ist.[86]

„Es bestätigt sich also die Vermutung von EYSENCK und GRAY, dass Neurotizismus und Etxraversion die Grundpole der Persönlichkeit darstellen, die durch die ersten drei psychische Grundsysteme Stressverarbeitungssystem, Selbstberuhigung und das Belohnungs-Motivationssystem bestimmt werden. Die anderen Systeme, die ontogenetisch etwas später entstehen, modulieren und erweitern diese Grundzustände, z.B. in Richtung auf die Persönlichkeitsmerkmale Verträglichkeit (Bindung, Sozialität, Empathie), Gewissenhaftigkeit (Angst vor dem Versagen, vor Risiken) und Offenheit gegenüber Neuem."[87]

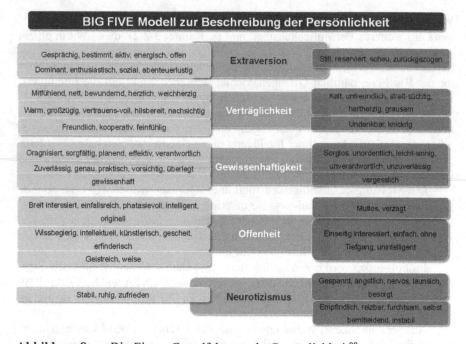

Abbildung 8:   Big Five – Grundfaktoren der Persönlichkeit[88]

---

86   Vgl. ROTH (2015), S. 26
87   ROTH (2015), S. 70
88   Nach AfNB (2018) Ziele erreichen, Folie 18; eigene Darstellung.

3.2.4 Entwicklung und Veränderbarkeit der Persönlichkeitsmerkmale

„Worin sich alle Wissenschaftler einig sind, ist, dass sich diese Persönlichkeitsmerkmale sehr früh stabilisieren. Sie sind also somit entweder hochgradig genetisch bedingt, oder sie sind eine unauflösliche Mischung aus genetischen, vorgeburtlichen, frühkindlichen und entwicklungsbedingten Merkmalen."[89]

Kurz zusammengefasst lässt sich sagen, dass je früher in der Gehirnentwicklung die Gehirnregion entsteht, in der ein Persönlichkeitsmerkmal repräsentiert ist, und je früher dessen Entwicklung abgeschlossen ist, desto schwerer bis gar nicht veränderbar ist dieses. Die untere Ebene der Persönlichkeit (siehe Abbildung 2: Das neurobiologische Vier-Ebenen-Modell der Persönlichkeit) entsteht gleich zu Beginn der Gehirnentwicklung ist stark verhaltenssteuernd und wenig bis gar nicht veränderbar. Das unbewusste soziale Selbst wird geprägt durch vorgeburtlich und früh nachgeburtlich emotionale Erfahrungen und hochaktiv sind diese Strukturen bei der frühkindlichen Bindungserfahrung und frühen psychosozialen Prägung. Die Lernfähigkeit dieser Zentren lässt schnell nach und sie stabilisieren sich als Grundzüge unserer Persönlichkeit bis nach dem 10. Lebensjahr. Dieses Selbst bestimmt unsere grundlegende Emotionalität, Belohnungsverhalten und Belohnungserwartung.

Diese beiden Teile des unbewussten Selbst haben den größten Einfluss auf unser Verhalten, da sie direkt mit den verhaltenssteuernden Gehirnzentren = Amygdala, Zentrum für emotionale Konditionierung und Stressbewältigung und Nucleus acumbens und ventralem Tegmentalem Areal mit dem Belohnungs- und Belohnungserwartungssystem ausserhalb der Großhirnzentren, verbunden sind.

Das sozial emotionale Selbst wird durch Sozialisierung und bewusste Erfahrung im späteren Kinder- und Jugendalter geformt und befindet sich in der rechten Großhirnrinde und den nicht sechsschichtigen Teilen der Großhirnrinde = limbische Anteile. Hier entstehen die bewussten emotionalen und motivationalen Zustände, die man durch soziale Erfahrungen und Erziehung erhält. Dieses Selbst hat einen deutlichen Anteil an unserem Verhalten, allerdings stark beeinflusst vom unbewussten Selbst. Die Entwicklung erfolgt relativ lang von der frühen Kindheit bis zum Erwachsenenalter (ca. 20 Jahre).

---

89 AFNB (2018) Ziele erreichen, Folie 19

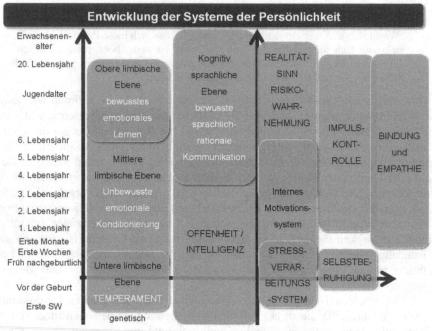

Abbildung 9:   Entwicklung der Ebenen der Persönlichkeit[90]

Das kognitiv-kommunikative Selbst ist die letzte Instanz hier findet das logisch-rationale Argumentieren und die Kommunikation mit den Mitmenschen statt. Es ist in der linken Gehirnhälfte repräsentiert und beinhaltet auch die Sprachzentren. Die Entwicklung erfolgt relativ spät ab dem 4. Lebensjahr und bleibt bis ins Alter leicht bis sehr leicht veränderbar.[91]

3.3   Neurowissenschaftliche Erkenntnisse zu Lernen und Gedächtnis

3.3.1   Intelligenz und die zeitliche Organisation des Gedächtnisses

Wie bereits in Kapitel 3.2.3 beschrieben, wird die allgemeine Intelligenz mit der Leistungsfähigkeit des Arbeitsgedächtnisses in Zusammenhang gebracht und ist hochgradig genetisch determiniert. Bei einer Wahrnehmung oder einem Gedanken

---

90   Vgl. ROTH (2015, 2017)
91   Vgl. ROTH bei aon (2017), Folien 249 - 261

muss das Gehirn feststellen, um was es genau geht und es müssen Gedächtnisinhalte (Vorwissen) gesucht werden, die zum Verständnis beitragen. Das Vorwissen muss abgerufen und mit den aktuellen Wahrnehmungsinhalten so zusammengeführt werden, dass das anstehende Problem gelöst oder ein passendes Verhalten gezeigt werden kann[92]. „Diese Funktionen werden dem oberen Stirnhirn (dorsolateraler präfrontaler Cortex) zugeschrieben, während das Durchsuchen von problem- und handlungsrelevanten Gedächtnisinhalten den hinteren Scheitellappen (posteriorer parietaler Cortex) und den Schläfenlappen (temporaler Cortex) beansprucht."[93] Je schneller die Gehirngebiete aktiviert, die darin enthaltene Information ausgelesen und zusammengesetzt werden können, desto leistungsfähiger ist das Arbeitsgedächtnis und desto höher die Intelligenz.[94] Wobei der Ablauf nicht nacheinander zu verstehen ist, sondern der Abgleich in Vor- und Zurückschleifen stattfindet, wie die Abbildung 10 zeigt.

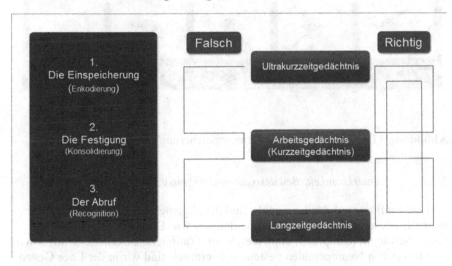

Abbildung 10: Ablauf von Speichern und Erinnern[95]

Der Ablauf der zeitabhängigen Gedächtnisprozesse ist in Abbildung 11 dargestellt. "Es finden mehrere zeitabhängige Gedächtnisprozesse statt: ... Neue Reize oder Ereignisse werden in allen Einzelheiten flüchtig im ikonischen Gedächtnis

---

92   Vgl. ROTH bei aon (2017), Folie 210 f.
93   GAZZALY und NOBRE (2012) zitiert nach ROTH bei aon (2017), Folien 211 f.
94   Vgl. ROTH bei aon (2017), Folie 213
95   AfNB (2018), Train the Trainer, Folie 30

gespeichert, einige Teile davon im Kurzzeitgedächtnis aufbewahrt, und manche von ihnen gehen, wenn sie (bei verbalen Informationen) aufgesagt oder (bei motorischen Fertigkeiten) praktisch geübt worden sind, allmählich ins Langzeitgedächtnis über."[96]

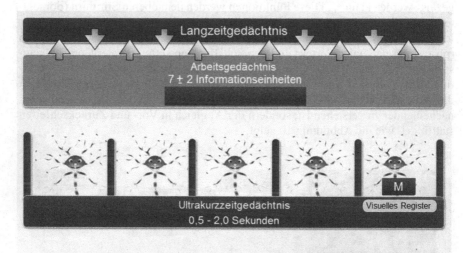

Abbildung 11:   Ablauf der Informationsspeicherung[97]

3.3.2   Aufmerksamkeit, Bewusstsein und Arbeitsgedächtnis

Weitere Einflüsse auf den Lernerfolg sind die allgemeine Aktivität und Aufmerksamkeit. Diese wird durch Neuromodulatoren wie Dopamin (anregend, antreibend), Serotonin (dämpfend) und Acetylcholin (aufmerksamkeitssteuernd) sowie eine Reihe von Neuropeptiden gesteuert. Hierdurch sind wir in der Lage Gegenständen und Geschehnissen eine Bedeutung zuzuschreiben, und durch dieses System besteht eine allgemeine Lernfähigkeit und Lernbereitschaft. Es dient in der frühen Kindheit dazu die Absichten der Mutter zu erfassen und das eigene Ich und die Grundzüge sozialer Interaktion und des Einfühlungsvermögens (Empathie) auszubilden sowie Impulskontrolle einzuüben. [98]

---

96   THOMPSON (2016), S. 412
97   AfNB (2018), Train the Trainer, Folie 32
98   Vgl. ROTH (2004), S. 503

Erst wenn das Wahrgenommene mit einer Bedeutung zusammenkommt und ein sinnvolles Ganzes bildet, tritt Bewusstsein auf.[99] Des Weiteren verarbeitet das Gehirn neue und wichtige Informationen detailliert und priorisiert und blendet alles andere, was im Moment nicht wichtig ist, aus. Die Aufmerksamkeit wird im Arbeitsgedächtnis unter Einwirkung der Retikularen Formation und des basalen Vorderhirns als allgemeine Mittel zur Aktivierung des Hippocampus als Organisator des deklarativen Gedächtnisses und der Amygdala (und weiterer limbischen Zentren) als Organisator des emotionalen Gedächtnisses generiert. Wenn es dem Arbeitsgedächtnis gelingt, das Neue mit dem vorhandenen Wissen zu einem sinnvollen Ganzen zusammenzufügen, kann es im deklarativen Gedächtnis verankert werden. Je sinnvoller und klarer das Ergebnis, desto besser wird es im deklarativen Gedächtnis verankert, und desto leichter kann es dort abgerufen werden.[100]

In der modernen Wissensgesellschaft wird die Aufmerksamkeit durch die neuen Medien jedoch stark in Anspruch genommen. Multitasking ist aus Sicht der Neurowissenschaften allerdings nicht möglich: „Die Kapazität der Aufmerksamkeit und ganz allgemein des Bewusstseins ist stark limitiert. Unser Gehirn ist grundsätzlich nicht in der Lage, sich bewusst auf mehrere Dinge gleichzeitig konzentrieren zu können. Multitasking ist daher eine Illusion!"[101] Um sich auf eine Sache zu konzentrieren, müssen alle anderen Reize ausgeblendet werden. Dies wird auch selektive oder fokussierte Aufmerksamkeit genannt.[102]

Je komplizierter ein Lerninhalt ist, desto schneller ist der Aufmerksamkeitsvorrat erschöpft, dies hängt direkt mit der Intelligenz zusammen.[103] Im Durchschnitt ist die Aufmerksamkeit nach 30-45 Minuten erschöpft.[104] Forscher empfehlen deshalb, nach einer Lerneinheit erst einmal zehn Minuten eine Pause zu machen, dabei allerdings nicht zu schlafen. Durch die Ruhepause ist es möglich, dass die Informationsspeicherung besser gelingt und die Inhalte intensiver eingeprägt werden können. Die Speicherung des Gelernten wird allerdings durch Spiele o.ä. beeinträchtigt. Hierdurch wird sofort und auch auf Dauer einen erheblichen Teil der Informationen verloren. Das haben Michaela DEWAR von der University of Edinburgh und ihre Kollegen herausgefunden.[105]

---

99   Vgl. ROTH (2015); S. 159
100   Vgl. ROTH (2015), S. 160
101   AfNB (2018) Die Kunst des Lehrens, Folie 14 f.
102   Vgl. AfNB (2018) Die Kunst des Lehrens, Das Phänomen Aufmerksamkeit, Folie 15
103   Vgl. ROTH (2015), S. 346
104   Vgl. ROTH (2015), S.353
105   Vgl. AfNB (2018) Wie funktioniert Erinnerung, Folie 24

3.3.3   Positive Emotionen und Lernen – Selbstwirksamkeit

Das Konstruieren von Bedeutung und Wissen erfolgt unbewusst und wird vom limbischen System durch Affekte, Gefühle und Motivation erheblich beeinflusst. Dieses System kontrolliert hierüber den Lernerfolg.[106] Es besteht aus 3 Teilen, der unteren, mittleren und oberen Ebene (siehe auch Kapitel 3.2.1). Letztgenannte setzt sich aus den Limbischen Teilen der Großhirnrinde (präfrontaler, orbitofrontaler und cingulärer Cortex) zusammen. Hier ist der Sitz von bewussten Emotionen und Motiven, bewusster kognitiver Leistungen und der Handlungs-und Impulskontrolle. Die Hippocampus-Formation i.w.S. ist der Organisator des deklarativen, d. h. bewusstseinsfähigen Gedächtnisses (episodisches Gedächtnis, Faktengedächtnis, Vertrautheitsgedächtnis). In der Amygdala erfolgt die emotionale Konditionierung insbesondere Vermittlung negativer Gefühle (Stress, Furcht). Das mesolimbische System belohnt durch hirneigene Opiate bzw. stellt Belohnung durch das dopaminerge System in Aussicht. Neuromodulatorische Systeme steuern die Aufmerksamkeit, Motivation, Interesse, Lernfähigkeit durch die Neuromodulatoren Noradrenalin (allgemeine Aufmerksamkeit, Erregung, Stress), Dopamin (Antrieb, Neugier, Belohnungserwartung), Serotonin (Dämpfung, Beruhigung, Wohlgefühl) und Acetylcholin (gezielte Aufmerksamkeit, Lernförderung).[107]

Das limbische System entscheidet insofern grundlegend über den Lernerfolg, als es bei jeder Lernsituation fragt: Was spricht dafür, dass Hinhören, Lernen, Üben usw. sich tatsächlich lohnen? Der Abgleich erfolgt vor allem mit meist unbewusst wirkenden Erfahrungen. Ist das Ergebnis positiv so werden durch neuromodulatorische Systeme die Wissensnetzwerke so umgestaltet, dass neues Wissen entsteht.[108]

„Interesse und Motiviertheit drücken sich im Aktivierungsgrad des noradrenergen Systems, das die allgemeine Aufmerksamkeit erhöht (leichter Erwartungsstress), des dopaminergen Systems (Neugier, Belohnungserwartung) und des cholinergen Systems (gezielte Aufmerksamkeit, Konzentration) aus. Diese Systeme machen die Großhirnrinde und den Hippocampus bereit zum Lernen und fördern die Verankerung des Wissensstoffes im Langzeitgedächtnis. Wie dies genau passiert, ist nicht bekannt. Bekannt ist hingegen, dass die Stärke des emotionalen Zustandes, den der Lerner als Interesse, Begeisterung, Gefesseltsein empfindet, mit der Gedächtnisleistung positiv korreliert. Jeder von uns weiß: Was einen brennend interessiert, das lernt man `im Fluge´, während das, was einen nicht fesselt, schwer zu lernen ist."[109]

---

106   Vgl. ROTH (2004), S. 498
107   Vgl. ROTH (2004), S. 498 - 499
108   Vgl. ROTH (2004), S. 498 - 499
109   ROTH (2004), S. 504

Die Wirkung des limbischen Systems auf den Punkt gebracht liegt darin, dass früh Belohnungserwartungen in Zusammenhang mit institutionellem Lernen verknüpft werden. D. h. je positiver die Lernerfahrung in der Kindheit und v.a. in der Schule, desto größer ist die Lernbereitschaft und Motiviertheit.[110] Wenn hinzukommt, dass die Lernsituation attraktiv und anregend im Sinne von positivem Stress ist, positive Beachtung und Zuwendung das Lehr-Lern-Klima bestimmen und der Lernstoff interessant ist, können die Informationen optimal aufgenommen werden.[111] Bei positiven Emotionen werden u.a. Dopamin und Serotonin ausgeschüttet, diese stärken die Signalübertragung an den Synapsen und fördern so das Gedächtnis.[112]

Wo es ein Optimum gibt, ist in logischer Konsequenz ein negativer Gegenpol vorhanden. Auf diesen wird im nächsten Kapitel eingegangen.

3.3.4 Negative Emotionen – Stress und Angst

So lernförderlich positive Emotionen sind, so lernhinderlich können negative Emotionen wie Stress und Angstsein. In angstbesetzten Situationen, unter Leistungsdruck und in Situationen, die als Überforderung wahrgenommen werden, verschlechtern Stresshormone nachweislich die Leistungsfähigkeit vieler neuronaler Funktionen und wirken sich vor allem leistungsmindernd auf den Hippocampus aus, der eine ganz entscheidende Bedeutung für sinnvolles und nachhaltiges Lernen hat.[113] Bei akutem Stress wird darüber hinaus der Fight-Flight-Freeze Mechanismus in Gang gesetzt, der eine biologisch sinnvolle Anpassung an gefährliche Situationen darstellt.[114]

Wenn eine Situation als bedrohlich bewertet wird, werden über den Hypothalamus Stresshormone ausgeschüttet und damit das autonome Nervensystem in Gang gesetzt, das eine Fülle von Reaktionen bewirkt:

- Energiemobilisation durch Ausschüttung von Glykogen
- Erhöhter kardiovaskulärer Tonus (Herzfrequenz und Blutdruck)
- Schnellere Atmung
- Erhöhte kognitive Leistungsfähigkeit
- Gehemmte Verdauung
- Vermehrte Ausschüttung von Gerinnungsstoffen.[115]

---

110 Vgl. ROTH (2004), S. 503
111 Vgl. ROTH (2004), S. 503
112 Vgl. AfNB (2018) Wie funktioniert Erinnerung, Folie 20
113 Vgl. SHIRP (2009), S. 9
114 Vgl. SPITZER (2011), S. 171
115 Vgl. SPITZER (2011)

Dieser Mechanismus ist der evolutionär gesehen älteste Entscheidungsprozess, der automatisch und unbewusst abläuft. Dieser diente in Urzeiten dem Überleben in einer gefährlichen Lebenswelt. Es musste in Sekundenbruchteilen entschieden werden, ob Kämpfen oder Flucht die größere Chance zu überleben darstellt. Eine bewusste Problemlösung wäre zu langwierig. Dieser Mechanismus springt noch heute unterbewusst bei extremem Stress an.[116]

Allerdings muss die Gefahr nicht tatsächlich vorhanden sein, sondern es reichen Gedanken über negative Konsequenzen aus, um diesen Mechanismus in Gang zu setzen. Die Gedanken können unser Gehirn verändern und zwar ebenso in negativer wie in positiver Richtung.[117] Gesteuert wird diese Bewertung durch die Amygdala und diese löst dann eine entsprechende Reaktion aus.[118]

In der Amygdala werden alle Erfahrungen mit der positiven oder negativen Bewertung versehen und vermutlich ein Leben lang gespeichert. Es ist jedoch, dank der Neuroplastizität möglich, diese unerwünschten Lerninhalte, durch neue zu überlernen. Je länger die Angst allerdings besteht, desto größer ist der Aufwand.[119] Diese Zusammenhänge haben beispielsweise bei Prüfungsangst im Hochschulkontext besondere Bedeutung (siehe Kapitel 4.2.6).

Für das Lernen also die Informationsaufnahme und den Abruf von Informationen gibt es ein optimales Aktivationsniveau. Wird dieses unter- oder überschritten, ist eine Informationsverarbeitung erschwert bis unmöglich.

3.3.5   Motivation – Selbstwirksamkeit

Motivation entsteht durch innere nicht sichtbare Zustände, die ein bestimmtes Verhalten auslösen. Prinzipiell streben wir nach Positivem = Appetenz und Vermeiden Negatives =Aversion. Dies ist der Grundmotor des Handelns. Unser Handeln muss in den Augen unserer unbewussten und bewussten Lebenserfahrung plausibel sein, d. h. unbewusste Motive und bewusste Ziele müssen in Einklang gebracht werden.[120] Hinzukommen sollte noch eine Hartnäckigkeit in der Verfolgung der Ziele (Persistenz) und die Fähigkeit, welcher Aufwand sich für welches Ziel lohnt, abschätzen zu können (Realitätsorientierung).[121]

Für motivationsentscheidend halten Psychologen darüber hinaus die Zuschreibung der Kausalität für Erfolg oder Misserfolg, wobei hoch selbstwirksame Personen dem Erfolg der eigenen Leistung, wenig selbstwirksame Personen dem

---

116 Vgl. AfNB (2018) Das Gehirn braucht Vorbilder, Folien 44 f.
117 Vgl. AfNB (2018) Die Macht der Gedanken, Folie 57
118 Vgl. AfNB (2018) Die Macht der Gedanken, Folie 58
119 Vgl. AfNB (2018) Die Macht der Gedanken, Folie 58 f.
120 AfNB (2018) Ziele erreichen S. 38
121 Vgl. ROTH (2015), S. 100

Zufall und nicht dem eigenen Können zuschreiben. Hoch selbstwirksame Personen setzen sich mittelschwere Ziele, die mit einiger Mühe gut erreichbar sind, wenig selbstwirksame setzen sich aus Angst vor dem Versagen eher zu leichte Ziele, deren Erlangen dann aber auch keine Befriedigung vermittelt, oder zu schwere Ziele, die so und so nicht erreichbar wären und das Versagen dann der eigenen Person zugeschrieben wird.[122]

Des Weiteren ist die Kongruenz von unbewussten Motiven und bewussten Zielen die Voraussetzung für Banduras Selbstwirksamkeit, wie es im Rahmen der Erhebungsinstrumente in Kapitel 2.2 angesprochen wurde.[123]

Neben der Selbstwirksamkeit ist in einem Studium die Fähigkeit zur Selbstmotivation unverzichtbar. „Selbstmotivation ist nötig, wenn Zweifel aufkommen, wenn ich anfange die Sinnfrage zu stellen, oder wenn ich glaube, dass ich etwas nicht schaffen werde. Da sich die Persönlichkeit aus vier Ebenen (siehe Kapitel 3.2.1) zusammensetzt, kommt es zu zwei widersprüchlichen Reaktionen: Unsere Bewusstseinsebenen (dritte und vierte Ebene) sagen uns: Stell dich nicht so an, halte durch! Du schaffst das schon! Streng dich an! Und unsere unbewussten Ebenen (erste und zweite Ebene) signalisieren uns Versagensängste, Mutlosigkeit oder Überforderung und üben sich in Vermeidungsstrategien."[124]

Im Wesentlichen gibt es 4 Möglichkeiten der Selbstmotivation: Vorbilder oder Idole (1), die wir bewundern oder anerkennen. Konkrete Ziele (2), die wir dann in kleinen Schritten (3) und kombiniert mit einer individuellen Belohnungsstrategie (4) umsetzen.[125] Sich selbst zu motivieren kann sowohl extrinsisch (eine materielle Belohnung o.ä.) als auch intrinsisch (Spaß am Lernen, am Steigern eigener Fähigkeiten etc.) erfolgen. Die extrinsische Belohnungsaussicht ist allerdings nicht ganz so wirksam wie die intrinsische und sie schwächt schneller ab.[126]

3.3.6   Lernen – Aufnahme von Informationen

Menschen verfügen über einen angeborenen Lerntrieb und sind deshalb immer auf der Suche nach Erfahrungen und Erkenntnissen mit denen eine Belohnung durch Erfolgserlebnisse erzielt werden kann. Um zu diesen Erkenntnissen zu gelangen werden aus Anregungen Denk- und Erklärungskonzepte für allerlei Aufgaben entwickelt. Somit sind „wir alle Forscher, die durch Forschungsergebnisse ihre Forschungssucht befriedigen, dies trifft jedoch nur zu, wenn die Rahmenbedingungen wie beispielsweise Beziehungen, positive Emotionen usw. stimmen. Ist das nicht

---

122   Vgl. ROTH (2015), S. 100 f.
123   Vgl. ROTH (2015), S. 100 f.
124   AfNB (2018) Die Kunst der Verhaltensänderung, Folie 67
125   Vgl. AfNB (2018) Die Kunst der Verhaltensänderung, Folie 69
126   Vgl. ROTH (2015), S. 340 f.

der Fall, dann wird aus einem süchtigen Forscher allmählich ein unmotivierter Verwalter."[127]

Über unsere Wahrnehmungskanäle werden Informationen aufgenommen und die Auswahl, welche hiervon weiter verarbeitet werden, erfolgt im Hippocampus nach folgenden Kriterien: neu, bedeutsam, wichtig, sinnvoll, interessant, glaubwürdig. Informationen, die diese Kriterien nicht erfüllen, werden nicht weiter verarbeitet und sofort wieder gelöscht.[128] Nachdem der Hippocampus eine Information als speicherwürdig identifiziert hat, überführt er diese über direkte Verbindungen in langfristige Speicherstrukturen im Cortex. Das Abspeichern der Informationen (Lernprozess) erfolgt dadurch, dass der Hippocampus dem Cortex diese immer wieder auch in Variationen von Zusammenhängen und Kontexten anbietet. Dabei arbeiten Hippocampus und Cortex arbeitsteilig und synchron, wobei dies besonders gut im Schlaf funktioniert (siehe Kapitel 32).[129] Der Hippocampus hat gegenüber dem Cortex den Vorteil, dass er sehr schnell Informationen aufnimmt, allerdings über weniger Speicher. Der Cortex hingegen lernt sehr langsam verfügt aber dafür über einen nahezu unendlichen Speicher.[130]

3.3.7   Gedächtnisbildung und Organisation

Nach der Vorselektion werden die Informationen oder motorische Fertigkeiten so gespeichert (Lernen), dass auf sie leicht zugegriffen und sie, wenn erforderlich, genutzt (Gedächtnis) werden können. Es gibt unterschiedliche Formen des Lernens und unterschiedliche Formen von Gedächtnis.[131]

Im Folgenden wird ausschließlich auf das Wissensgedächtnis eingegangen, da es für das Studieren die größte Relevanz hat.

Um ein Wissensgedächtnis aufzubauen ist es zunächst notwendig eine Grundlage an Informationen anzulegen. Hierfür muss erst einmal auswendig gelernt werden. Je öfter die Informationen wiederholt werden, desto eher bildet sich ein Bedeutungsfeld und dies bildet mit weiteren anschlussfähigen Informationen ein Wissensnetz aus. Wobei einzelne Aspekte von Informationen in Schubladen abgelegt werden, die jedoch miteinander verbunden bleiben und ein Bedeutungsfeld bilden. Wenn mit der Zeit mehr Wissensinhalte einer bestimmten Kategorie bereits vorhanden sind, verbessert sich die Anschlussfähigkeit.[132] Es können, mit hinzukommendem Wissen, Gedächtnisnetzwerke gebildet werden. Es werden damit immer

---

127   AfNB (2018) Wie das Gehirn lernt, Folie 81
128   Vgl. AfNB (2018) Wie das Gehirn lernt, Folie 78
129   Vgl. AfNB (2018) Wie das Gehirn lernt, Folie 78
130   Vgl. AfNB (2018) Wie das Gehirn lernt, Folie 78
131   Vgl. ROTH (2015), S. 113
132   Vgl. ROTH (2004), S. 504

mehr Schubladen angelegt und diese untereinander vernetzt in denen das Wissen abstrahiert, systematisiert und damit viel leichter auf andere Fälle übertragbar wird.[133]

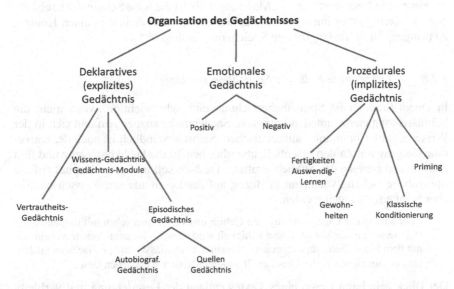

Abbildung 12: Schema der Gedächtnisarten[134]

Allerdings sollte das Lernen nicht nur durch reines Wiederholen erfolgen sondern, die Informationen sollten durch unterschiedliche Beispiele und Herangehensweisen veranschaulicht werden. Damit wird dem Gehirn die Möglichkeit gegeben die Beispiele selbst zu einer Regel zu abstrahieren. Für die Informationsaufnahme ist es damit wichtig die Informationen so aufzubereiten und zu strukturieren, dass der Inhalt verstanden wird und damit Eckwerte herausgearbeitet werden können.[135]

Zu Beginn ist ein Gedächtnisinhalt nichts weiter als eine aktivierte Neuronenkette. Es wird auf Zellebene angenommen, dass die Erinnerungen zunächst codiert und dann gespeichert werden, indem sich das Muster und die Erregbarkeit der synaptischen Verbindungen zwischen Nervenzellen verändern.[136] Zur besseren Wissensspeicherung gibt es folgende Techniken: das Üben und assoziieren und Mnemotechniken, die eine professionelle Art der Eselsbrücke darstellen.

---

133 Vgl. ROTH (2004), S. 504
134 Eigene Abbildung in Anlehnung an ROTH, G. (2015), S. 115
135 Vgl. BECK (2003), S. 6
136 Vgl. THOMPSON (2016) S. 359

Hierbei geht es darum isolierte Wissenseinheiten in einen Zusammenhang zu bringen. Beim Üben und Assoziieren wird durch schlichtes Wiederholen und Verbindung mit Bekanntem die Ausschüttung von Neurotransmittern bewirkt und damit das neuronale Netz verstärkt. [137] „Mnemotechnik ist die hohe Schule der Eselsbrücke. Im Kern geht es immer darum, isolierte Wissenseinheiten in einen Kontext zu bringen, damit die langfristige Speicherung gelingt."[138]

3.3.8   Die zentrale Rolle der Sprachbeherrschung

In einem Studium ist Sprachbeherrschung eine sehr wichtige, wenn nicht die Schlüsselkompetenz, um sich komplexe Sachverhalte anzueignen und sich in der Wissenschafts-Community auszutauschen. Selbstverständlich ist auch der souveräne Umgang mit Zahlen essentiell, aber dies betrifft die Fachkompetenz und fällt nicht in den Bereich der Studienberatung. Deshalb soll in diesem Kapitel auf die Sprachbeherrschung vor allem in Bezug auf das Lesen aus neurowissenschaftlicher Sicht eingegangen werden.

"Wir sind in der Lage, Vorgänge im Gehirn unserer Mitmenschen mit unglaublicher Präzision zu beeinflussen. Diese Fähigkeit wird Sprache genannt. Indem wir einfach mit dem Mund Geräusche erzeugen, können wir zuverlässig und präzise neue Gedankenkombinationen in der Geisteswelt anderer Menschen entstehen lassen."[139]

Der Blick geht beim Lesen eines Textes entlang der Leserichtung und verbleibt für rund 300 Millisekunden auf einer Buchstabengruppe. In dieser Zeit wird das Schriftbild erfasst und vom Gehirn analysiert und gespeichert und dann springt der Blick weiter. [140] Der Ablauf erfolgt neuroanatomisch auf folgende Weise: „Wenn man ein geschriebenes Wort sieht, wird es auf dem primären visuellen Cortex (die Area striata) projiziert, anschließend auf ein visuelles Assoziationsfeld, von dort aus auf die als Gyrus Angularis bezeichnete Region, die vermutlich der Integration von visueller und auditiver Information dient, und schließlich auf das Wernicke`sche Areal, das sein Verständnis ermöglicht."[141] „Wenn allerdings das Wort schwer lesbar oder verstehbar ist, dann verringern sich die Fixationsgrößen, und einzelne Buchstaben werden wie geschildert abgescannt, was das Lesen deutlich verlangsamt. Kommt es bei Lesen von Wörtern zu Verständnisschwierigkeiten,

---

137   Vgl. AfNB (2018) Wie funktioniert Erinnerung, Folie 23
138   AfNB (2018) Wie funktioniert Erinnerung, Folie 23
139   PINKER (1994) zitiert nach MEYER bei aon (2017), S. 5
140   Vgl. ROTH (2015), S. 256 f.
141   THOMPSON (2016), S. 454

dann springt das Auge gegen die Leserichtung zurück und erfasst kleine Teile des Textes von neuem."[142]

„Die Lesegeschwindigkeit wird von vielen Faktoren bestimmt: durch die Lesbarkeit des Textbildes, Länge und Bekanntheit der Wörter, die Eindeutigkeit bzw. Mehrdeutigkeit ihres Sinnes, die Länge und syntaktische Komplexität des Satzes, die Komplexität und Vertrautheit des Inhalts, das Vorverständnis, die Aufmerksamkeit und die Routine des Lesers."[143] Rahmenbedingungen wie Ablenkung oder auch Müdigkeit und emotionale Ergriffenheit durch den Text kommen hinzu.[144] Beim Lesen handelt es sich also um einen sehr komplexen Vorgang und diese Komplexität nehmen wir meist nicht wahr.

„Wir spüren von dieser verborgenen Komplexität nur dann etwas, wenn wir Sprache entweder akustisch nicht verstehen oder ihre Bedeutung nicht erfassen können. Dann wird es sehr mühsam und wir geraten schnell ins Schwitzen oder steigen aus."[145]

Sind die Studierenden also nicht lesetrainiert, haben sie im Studium große Probleme mit den Texten umzugehen. „Ein Lernender kann noch so intelligent und motiviert sein, das reine Erfassen der Laute oder Wörter und das Verstehen der primär Bedeutungen der gehörten oder gelesenen Wörter und Sätze beanspruchen bei ihm das Arbeitsgedächtnis so sehr, dass für das intelligente und kreative Zusammenfügen keine Energie mehr übrigbleibt – seine Aufmerksamkeit wird bereits auf unterer Ebene erschöpft."[146]

3.3.9 Interaktion – das soziale Gehirn

Es gibt verschiedene Formen des Lernens. Der eine Bereich ist das Lernen durch Belohnungserwartung, auch Konditionierung genannt. Es gibt jedoch auch das Lernen durch Imitation und das Lernen am Modell. Durch sozial-kommunikative Prozesse werden die eigene Wahrnehmungsfähigkeit und die Auseinandersetzung mit dem Lerngegenstand gefördert und es wird der gesamte Prozess des Verstehens und Erinnerns unterstützt[147].

---

142 ROTH (2015), S. 256 f.
143 ROTH (2015), S. 256 f.
144 Vgl. ROTH (2015), S. 256 f.
145 ROTH 2015, S. 259
146 ROTH 2015, S. 259 f.
147 Vgl. SHIRP (2009), S. 12

Besonders intensive Lernprozesse sind solche an lebenden Vorbildern. Es wird nicht nur am besten, sondern auch am schnellsten gelernt, wenn dies bei einem Vorbild beobachtet wird.[148] „Die Stimuli, die unser Vitalitäts- und Motivationssystem aktivieren, sind beispielsweise folgende: persönliche Beachtung, ehrliches Interesse und liebevolle Zuwendung. Stimuli, die unser Vitalitäts- und Motivationssystem deaktivieren, sind z.B.: Isolation, Missachtung und Abwendung. Die stärkste Motivationsdroge des Menschen ist also der Mensch selbst, und die Erkenntnis daraus ist: Es gibt keine Motivation ohne zwischenmenschliche Beziehungen!"[149] Somit spielen auch für die Leistungsfähigkeit soziale Kontakte eine wichtige Rolle. Durch das Zusammensein mit Menschen werden körpereigene Endorphine ausgeschüttet, die dafür sorgen, dass wir uns wohlfühlen aber auch, dass wir Informationen besser und schneller verarbeiten können.[150]

Die positive Wirkung sozialer Kontakte für den Lernprozess kann in der Studienberatung für die Empfehlung von Lerngruppen und der Ausgestaltung der Lernberatung als Workshops in Gruppen genutzt werden.

3.3.10   Bedeutung der Beraterpersönlichkeit

Laut ROTH wirkt sich die Lehrerpersönlichkeit in positiver Weise auf den Lernerfolg aus, wenn diese von Glaubwürdigkeit, Kompetenz und Feinfühligkeit geprägt ist.[151]

Ähnliche Befunde gibt es zur Wirksamkeit von Beratung, Coaching und Psychotherapie. GRAWE identifiziert 6 Wirkfaktoren. Auch wenn es sich bei der Studienberatung in der Regel nicht um eine Psychotherapie handelt, ist es sinnvoll die Wirkfaktoren der Psychotherapie wie sie von GRAWE formuliert wurden, zu berücksichtigen.

Diese sind nachfolgend für die Studienberatung umformuliert:

▪ Eigenarten, welche die Studierenden in die Beratung mitbringen, werden als positive Ressourcen für das Vorgehen, also vorhandene motivationale Bereitschaften und Fähigkeiten der Studierenden (Wirkfaktor Ressourcenaktivierung) genutzt.

▪ Probleme, die durch die Beratung verändert werden sollen, werden dem Studierenden unmittelbar erfahrbar gemacht. Das kann z.B. dadurch geschehen,

---

148   Vgl. AfNB (2018) Wie unser Gehirn lernt, Folie 49
149   AfNB (2018) Wie unser Gehirn lernt, Folie 73
150   Vgl. AfNB (2018) Spitzenleistung entsteht im Gehirn, Folie 99
151   Vgl. ROTH (2015), S. 333

dass reale Situationen aufgesucht oder hergestellt werden, in denen die Probleme auftreten; dass Personen in die Beratung einbezogen werden, die an den Problemen beteiligt sind oder dass sie durch besondere Techniken wie Imaginationsübungen, Rollenspiele o.ä. die Probleme erlebnismäßig aktualisieren (Wirkfaktor Problemaktualisierung).

- Unterstützung des/der Studenten/in mit bewährten problemspezifischen Maßnahmen aktiv darin, positive Bewältigungserfahrungen im Umgang mit ihren Problemen zu machen (Wirkfaktor Problembewältigung).

- und/oder Förderung mit geeigneten Maßnahmen, dass der/die Student/in ein klareres Bewusstsein der Determinanten seines/ihres problematischen Erlebens und Verhaltens gewinnt (Wirkfaktor motivationale Klärung).[152]

- Bei allen Beratungsgesprächen trägt darüber hinaus die Qualität der Beziehung signifikant zu einem besseren oder schlechteren Beratungsergebnis bei (Wirkfaktor Therapiebeziehung[153]).[154]

Dieser Wirkfaktor „Therapiebeziehung" wird auch Common-Factor-Theorie genannt, die „besagt, dass zahlreiche Untersuchungen zur Effektivität von Psychotherapien[155] ergaben, dass die gängigen Psychotherapien mehr oder weniger dieselbe Effektivität zeigen. 30-70%, zuweilen 100% der Wirkung scheinen auf einen gemeinsamen Faktor zurückzugehen. Nach Ansicht des Pioniers auf diesem Gebiet, des amerikanischen Psychiaters J. D. Frank (1961, 1981), kann man 3 Grundelemente einer erfolgreichen Psychotherapie erkennen: Vertrauen des Patienten in den Therapeuten, Überzeugung des Therapeuten, dass er dem Patienten helfen kann, Vertrauen beider in die Methode.[156]

Für die Workshops ist relevant, dass ein „gehirngerechter" Unterricht die Beschränktheit des Arbeitsgedächtnisses berücksichtigt (siehe Kapitel 3.3.2), die Fähigkeit zur Aufmerksamkeit und Konzentration, die Anschlussfähigkeit des Stoffes und die Notwendigkeit der Wiederholung.[157]

---

152 Vgl. GRAWE (2005), S. 7
153 Vgl. ORLINSKY, GRAWE & PARKS, (1994); ORLINSKY, ROENNESTADT & WILLUTZKI, (2004) zitiert nach GRAWE, K. (2005)
154 Vgl. GRAWE (2005), S. 7
155 Vgl. WAMPOLD, (1997); BENISH et al (2008) zitiert nach ROTH, G., (2016) S. 281
156 Vgl. ROTH, RYBA (2016), S.279 f.
157 Vgl. ROTH (2015), S. 344 f.

3.4   Entscheidungen aus neurowissenschaftlicher Sicht

Jeder Handlung geht eine Entscheidung voraus und wenn es nur eine Ja-Nein-Entscheidung ist. Der Ablauf von Willenshandlungen kann anhand des Rubikon-Modells der Handlungspsychologen beschrieben werden, das eine Handlung in vier Schritten (im Text fett hervorgehoben) beschreibt:

Beginnend mit dem **Abwägen** wird geprüft, welche Zielintention es gibt und, ob das Ziel nicht erfüllbar, erfüllbar oder zwar erfüllbar aber in Konkurrenz zu anderen Wünschen steht. Die Vorgaben für bewusste oder intuitive Wünsche und Absichten (= Quelle des freien Willens) kommen nicht von den planenden Cortexarealen sondern von den unbewusst arbeitenden subcorticalen limbischen Zentren, v.a. Hypothalamus, Amygdala, Nucleus acumbens und der orbitofrontale ventromedialer und der insuläre Cortex.[158]

Im dorosolaterlaen präfrontalen Cortex mit dem vorderen Arbeitsgedächtnis erfolgen das Abwägen von Alternativen und das Nachdenken über Realisierungsmöglichkeiten. Zusammen mit dem hinteren Arbeitsgedächtnis (posteriorer parietaler Cortex), das für die räumliche Orientierung und zielgerichtete Bewegungen zuständig ist, wird das präsupplementär-motorische Areal (prä-SMA) aktiviert, wenn etwas bewusst gewollt wird. Dieses Areal ist auch bei der bloßen Vorstellung einer Handlung oder bei der Beobachtung einer anderen Person bei einer Handlung aktiv.[159]

Mit der Entscheidung für eine Handlung beginnt die **Planungsphase**. Im dorsolateralen präfrontalen Cortex wird nun festgelegt, was - wann - wie für die Realisierung notwendig ist und es kommt der Wille hinzu = klare Zielvorstellung und Fokussierung und damit Ausblenden konkurrierender Wünsche. Zusätzlich wird durch Energetisierung verhindert, dass der Wille nicht erlahmt. Mit einem Willensruck wird der **Handlungsbeginn** initiiert. Es kommt in den Basalganglien zur Ausschüttung von Dopamin und damit zur Freischaltung der Handlung und wird über den Thalamus in den Cortex geleitet und damit bewusst.[160]

Der Wille ist im weiteren Verlauf zur Zielerreichung notwendig, dass das Ziel weiterverfolgt und das Handeln an wechselnde Bedingungen angepasst wird, auch wenn nicht alles nach Plan verläuft. Je größer die auftretenden Schwierigkeiten werden, desto größer wird der Willensaufwand und desto größer ist die Abbruchgefahr. Nach der Zielerreichung wird in der **Bewertungsphase** geprüft, in welchem Maße das Ziel erreicht wurde, mit welchem Erfolg und ob der Erfolg sich selbst oder anderen zuzuschreiben ist.[161]

---

158   Vgl. ROTH (2017), S. 213
159   Vgl. ROTH (2017), S. 213
160   Vgl. ROTH (2017), S: 223 ff.
161   ROTH (2017), S. 209 ff.

Es gibt unterschiedliche Möglichkeiten, wie man zu einer Entscheidung gelangen kann. In der Ökonomie und den Sozialwissenschaften gibt es das Modell des rationalen Entscheidens (rational choice), das allerdings vor allem durch die Begrenztheit der Verarbeitungskapazität des Arbeitsgedächtnisses, in komplexen Entscheidungssituationen nicht das Mittel der Wahl ist.[162] Grund hierfür ist, dass das Arbeitsgedächtnis bereits bei mäßig komplexen Entscheidungen beginnt an die Grenze der Konzentrationsfähigkeit zu kommen. Es können nur 5 Dinge gleichzeitig gedacht und nur 2 Vorgänge parallel bearbeitet werden, ab 3 Vorgängen springt die Aufmerksamkeit hin und her.[163] Das Vorbewusstsein, das in der Großhirnrinde vermutet wird, hat im Vergleich zum Arbeitsgedächtnis einen sehr großen Gesamtinhalt.[164] Es enthält Inhalte, die einmal bewusst waren aber wieder ins Nicht-Bewusste abgesunken sind. Dies sind auch alle Entscheidungen, die eine Person jemals getroffen hat und die Bewertung der Konsequenzen. Es liefert somit hochgradig komprimierte Kurzmitteilungen ähnlich einem Experten. Die Inhalte verdichten sich zu Intuitionen, die in ähnlichen Situationen bewirken auf diese Wiese zu entschieden oder zu warnen.[165]

Eine Studie von Dijksterhuis und Mitarbeitern (holländischen Forschergruppe (Dijksterhuis et al., 2006) ergab, dass Entscheidungen, die durch Nachdenken gefällt wurden, nur in den einfachsten Fällen optimal sind. Die Kernaussage des Dijksterhuis-Modells ist, dass alles rationale Abwägen letztlich in eine Entscheidung mündet, die nur noch emotional-intuitiv getroffen werden kann und damit nicht mehr rational ist. Am wichtigsten ist, dass man mit der Entscheidung leben kann und diese in Kongruenz mit dem emotionalen Erfahrungsgedächtnis steht.

Wobei rationale Argumente nur über mit ihnen verbunden Emotionen = Erwartungen oder Befürchtungen, wirken. Bei rein affektiven Entscheidungen handelt es sich um Bauchentscheidungen.[166] Intuitive Entscheidungen hingegen, sind keine reinen Bauchentscheidungen, weil die ganze bewusste und unbewusste kognitive und emotionale Vorerfahrung eines Menschen in diese Entscheidung eingeht.[167] Optimal sind Entscheidungen die aus einer Kombination beratender Rationalität und affektiv-emotionalen Anteilen entstehen, also über ein Problem nachdenken, kurz ruhen lassen und dann spontan entscheiden.[168]

Von GIRGERENZER und Kollegen gibt es folgende einfache Entscheidungsheuristiken: Das Heranziehen weniger hervorstechender Merkmale anhand,

---

162 Vgl. ROTH (2017), S. 227 ff.
163 Vgl. ROTH (2015), S. 154 f.
164 MÜNTE bei aon (2017), Präsentation Folien 433 f.
165 MÜNTE bei aon (2017), Präsentation Folien 431 ff.
166 DIJKSTERHUIS A. et al zitiert nach MÜNTE bei aon (2017), Präsentation Folien 431 ff.
167 Ebd.
168 Vgl. MÜNTE bei aon (2017), Präsentation Folien 419 ff.

derer die Entscheidung zwischen Alternativen getroffen wird. Nur ein einziges Merkmal ist hierbei das minimalistischste Entscheidungsprogramm, beispielsweise Bekanntheit. **Take the last**: entscheide auf Grundlage des Merkmals, das beim letzten Mal in ähnlicher Situation am brauchbarsten war. **Take the best**: Beginne bei einer Liste mit Unterscheidungsmerkmalen und höre auf, wenn eine klare Entscheidung möglich ist, d. h. keine weiteren Kriterien mehr zu Rate ziehen. **Satisficing**, die auf Herbert Simon zurückgeht: nicht streben nach optimaler sondern nach zufriedenstellender Lösung. Tatsächlich werden häufig max. zwei Kriterien zu Rate gezogen und die Ergebnisse sind akzeptabel.[169]

Bei vielen Alternativen ist die einfachste Entscheidungsheurisitk „entscheide so, dass Du möglichst lange damit leben kannst". Eine weitere Variante ist, sich gegen die Alternative zu entscheiden, die im Falle eines Scheiterns die schlimmsten Folgen hat. Dies ist dann zwar nicht unbedingt die günstigste Alternative, aber bei einem Scheitern, die am wenigsten katastrophale. Eine weitere Möglichkeit ist, die Anzahl dadurch verkleinern, dass die am wenigsten in Frage kommenden Alternativen durchgestrichen werden = **Elimination**. Wenn eine genauere Analyse der Alternativen wichtig ist, sollten drei Merkmale identifiziert werden und diese nach ihrer langfristigen Wirkung und versteckten Risiken hin untersucht werden.[170]

---

169   Vgl. ROTH (2017), S. 158 ff.
170   Vgl. MÜNTE bei aon (2017), S. 42

4 Transfer neurowissenschaftlichen Erkenntnisse in die Studienberatung

4.1 Förderung von Lern- und Arbeitsstrategien

In Kapitel 2 wurde die Notwendigkeit der Förderung überfachlicher Kompetenzen begründet, Erhebungsinstrumente und Themen für eine Workshopreihe vorgeschlagen. In diesem Kapitel sollen die neurowissenschaftlichen Erkenntnisse, im Sinne einer Psychoedukation, den Themen jeweils zugeordnet werden. Bei der Erarbeitung wurde jedoch klar, dass die neurowissenschaftlichen Erkenntnisse sehr komplex sind und es eine Herausforderung sein wird, diese nicht zu oberflächlich aber auch nicht zu differenziert darzustellen. Es sollte das Ziel sein, dass, auch bei Vereinfachungen ein wissenschaftliches Niveau gegeben bleibt.

Für die Feststellung des Bedarfs des/der einzelnen Studenten/in sich Lern- und Arbeitsstrategien anzueignen, machen die in Kapitel 2.1 vorgestellten Ergebungsinstrumente aus neurowissenschaftlicher Sicht insofern Sinn, da sie nicht nur die überfachlichen Kompetenzen (Lern- und Arbeitsstrategien) erfassen, sondern die Selbstwirksamkeit und Emotionen mit berücksichtigt. Die Selbstwirksamkeit wirkt sich sowohl auf Emotionen (siehe Kapitel 3.3.3) als auch auf die Motivation (siehe Kapitel 3.3.5) und damit auf das Studienverhalten aus. Deshalb wird diese als Differenzierungsmerkmal für Empfehlungen an die Studierenden, wo Handlungsbedarf besteht, und als Basis für ein individuelles Coaching als sinnvoll erachtet. Es ist zu überlegen, ob ein Fragebogen zur Erhebung der Big Five hinzugenommen werden könnte, um das individuelle Coaching noch fundierter angehen zu können. Die Hochschulen Sachsen-Anhalt bieten hier ein Online-Instrument an, das den Studieninteressierten zur Orientierung dienen kann (siehe Anhang). Es wird empfohlen den Studierenden die Ergebnisse der Fragebogen in einem Einzelgespräch mitzuteilen und die daraus ableitbaren Maßnahmen (Welche Workshops sollten besucht werden? Sollte ein Coaching ergänzt werden?) zu besprechen.

Für alle Studierenden, unabhängig vom Ergebnis, wird empfohlen, den Workshop „Persönlichkeit und Lernbiografie" zu besuchen. Je nach Ergebnis, ist dann für hoch selbstwirksame Studenten/innen der Besuch der Lernstrategien, wie

© Springer Fachmedien Wiesbaden GmbH, ein Teil von Springer Nature 2019
C. Fitzke, *Förderung überfachlicher Kompetenzen an Hochschulen*,
https://doi.org/10.1007/978-3-658-26903-6_4

die Lesetechnik und Strukturieren Memorieren, für wenig selbstwirksame Studierende sind die Workshops Zeitmanagement, Stressmanagement, und, je nach Bedarf, Lernstrategien sinnvoll.

Für die Workshopdurchführung bedeutet eine wechselnde Teilnehmerschaft eine gewisse Herausforderung, da Inhalte wiederholt werden müssen. Es wäre sinnvoll, die Teilnehmer/innen so einzuteilen, dass eine Gruppe gleiche Themen besucht.

Ein weiterer wichtiger Aspekt ist, dass die Vermittlung von Lern- und Arbeitsstrategien in eine fachliche Lehrveranstaltung integriert werden sollte, da sonst eine zu geringe Teilnahme zu erwarten ist. Darüber hinaus wird zur Vermittlung und Einübung von Lern- und Arbeitsstrategien empfohlen, diese nicht in Einzelberatung sondern in einer Gruppe durchzuführen. Die eigene Erfahrung zeigt, und es und wird durch Erkenntnisse gestützt, dass unser Gehirn auch ein soziales ist. Dadurch ist in sozialen Interaktionen lernen effektiver (siehe Kapitel 3.3.10).

Der Ablauf der Workshops erfolgt in Anlehnung an die Empfehlung von ROTH. Laut Roth wirkt sich die Lehrerpersönlichkeit in positiver Wiese auf den Lernerfolg aus, wenn diese von Glaubwürdigkeit, Kompetenz und Feinfühligkeit geprägt ist.[171] Zum Einstieg werden die Erwartungen und ggf. vorhandene Vorerfahrungen der Teilnehmer/innen erfragt. Der erste Abschnitt befasst sich dann mit den neurowissenschaftlichen Erkenntnissen zum Thema im Sinne einer Psychoedukation. Auf die Problematik der Komplexität wurde eingangs bereits eingegangen. In einem weiteren Schritt wird der Zusammenhang zu der Strategie aus Psychologie und Pädagogik hergestellt. Darauf folgt ein praktischer Übungsteil, in dem die Technik ausprobiert und auf die Übertragbarkeit in den Studienalltag hin, überprüft wird. Um eine gewisse Verbindlichkeit herzustellen wird, in einer Abschlussrunde, gebeten zu konkretisieren, wie das Gelernte in den Studienalltag integriert werden soll. Das Ergebnis wird im nächsten Workshop als Auftakt diskutiert.

4.2   Workshopreihe Lern- und Arbeitsstrategien

4.2.1   Persönlichkeit und Lernbiografie

Neurowissenschaftliche Erkenntnisse

Aus neurowissenschaftlicher Sicht ist „die Persönlichkeit der Lerner zentral für den Lern- und nicht zuletzt den Studien- und Berufserfolg"[172]. Das Vier-Ebenen-

---

171   ROTH (2014), S. 333
172   ROTH (2015), S. 339

Modell der Persönlichkeit erklärt, wie die unterschiedlichen Ebenen und Transmittersysteme im Gehirn zusammenspielen und dieses Zusammenspiel die Individualität jeder Person ausmacht (siehe Kapitel 2.1.2). Durch die sehr früh abgeschlossenen Entwicklungen mancher Systeme wird klar, warum bestimmte Änderungen eher leicht andere aber sehr schwer bis gar nicht umzusetzen sind (siehe Kapitel 2.2.3).

Das Maß an Selbstwirksamkeit bedingt u.a. hierbei, wie die Herausforderungen im Studium empfunden und gemeistert werden. Frühere Lernerfahrungen sind darüber hinaus entscheidend für die emotionale Bewertung von Informationen.

Hierbei sind nicht nur die fachlichen Inhalte wichtig, sondern auch die Lehrperson und die Lernumgebung. Das Gehirn lernt den Kontext mit.

Umsetzung im Workshop

Um die Studierenden sensibel für ihre bisherigen Lernerfahrungen, ihr dadurch bedingtes Lernverhalten (Vorlieben und Abneigungen gegenüber manchen Fächern etc.) und die bevorzugten Eingangskanäle zu machen, soll in diesem ersten Workshop die eigene Lernbiografie dargestellt und in der Gruppe präsentiert werden. Im Sinne von BRAHM, JENERT und WAGNER sollte hier eine erste Selbstreflexion stattfinden. Dies dient auch dem Kennenlernen und als 'Eisbrecher'. In Gruppenarbeit soll daraufhin der Frage nachgegangen werden: Wann habe ich wirklich etwas gelernt, wo und wie habe ich es gelernt und was nützt es mir?

In einem Impulsvortrag wird zum Abschluss das Vier-Ebenen-Modell der Persönlichkeit erklärt und ein Ausblick auf die weiteren Workshops gegeben. Ziel ist es, dass die Studierenden erkennen, wie individuell Lernen ist und dass deshalb nicht für jeden die gleiche Lernstrategie oder Arbeitstechnik die richtige ist. Die Studierenden sollen neugierig gemacht werden, mit den Inhalten der folgenden Workshops Ihre ganz persönliche Strategie zu entwickeln.

4.2.2 Zeit- und Selbstmanagement

Neurowissenschaftliche Erkenntnisse

Physiologische Grundvoraussetzungen für erfolgreiches Lernen sind die Kenntnisse über den eigenen Biorhythmus, entspannende Unterbrechungen, ausreichend Schlaf, gesunde Ernährung und Bewegung (siehe Kapitel 2.2.1.). Die Bündelung der Aufmerksamkeit ist ein weiteres Kriterium für effektives Lernen. Multitasking

ist grundsätzlich nicht möglich. Lernen in Bewegung oder im Stehen ist erfolgreicher als Lernen im Sitzen (siehe Kapitel 3.3.2). Nicht zuletzt kann auch die Lernumgebung lernförderlich oder hinderlich sein (siehe ebd.).

Umsetzung im Workshop

Im Workshop „Zeit- und Selbstmanagement" soll zunächst erarbeitet werden: welchen Biorhythmus habe ich und zu welchen Tageszeiten lerne ich also am besten?
Welche zeitlichen Rahmenbedingungen für das Lernen stehen zur Verfügung?
(Wie lange fahre ich zur Hochschule, wann habe ich Vorlesungen, welche Zeit
benötige ich für das Arbeiten neben dem Studium und meine Hobbies?). Wie kann
ich Lerneinheiten zeitlich sinnvoll strukturieren, welches Fach benötigt wie viel
Aufmerksamkeit und damit Zeit in meinem Wochen- bzw. Semesterplan? Warum
sind Pausen und ausreichend Schlaf notwendig? Anhand des Vorlesungsplans soll
dann ein Wochen- und darauf aufbauend ein Semesterplan erstellt werden. Hierbei
sind ganz bewusst Pausenzeiten und Freizeitaktivitäten im Sinne einer Selbstbe-
lohnung zu berücksichtigen. Nicht zuletzt benötigt der Isocortex Zeit, um die aus
dem Hippocampus eingegangenen Informationen zu verarbeiten.

Neben der zeitlichen Organisation ist ein weiterer Bereich die Wahl und Ge-
staltung der Lernumgebung und die Disziplin die Aufmerksamkeit NUR auf das
Lernen zu richten und alle Geräte der „Erreichbarkeit" auszuschalten. Um zu ver-
anschaulichen dass Multitasking nicht möglich ist und wie viel Aufmerksamkeit
auch nur ein kurzer Blick auf das Handy abzieht, wird abschließend eine Übung
zum Multitasking gemacht.

4.2.3   Motivation und positive Emotion

Neurowissenschaftliche Erkenntnisse

Der beste Lernplan ist dann noch nicht verbindlich, wenn dieser nicht eingehalten
werden kann. Also wird zusätzlich eine Strategie zur Selbstmotivation und Selbst-
belohnung benötigt. Das Limbische System ist die Steuerzentrale dafür, wie eine
neue Information bewertet und ob diese aufgenommen wird. Durch Aufmerksamkeit und eine längere Beschäftigung mit einem Thema wird dem Gehirn signali-
siert, dass eine Information bedeutsam ist. (siehe Kapitel 2.3.2). Geschieht dies
zudem in einer angeregten Stimmung (leichter Stress durch Noradrenalin), mit ge-
zielter Aufmerksamkeit (Acethylcholin) und mit positiven Gefühlen durch Neugier und Belohnungserwartung (Dopamin), wird das Lernen erfolgreich sein (siehe

Kapitel 3.3.2 und 3.3.3). Bewältigt man letztendlich eine schwierige Aufgabe wird dies durch die Ausschüttung von u.a. Serotonin belohnt (siehe Kapitel 3.3.3).

Motivation kann sich sowohl intrinsisch auf den Lerninhalt beziehen oder auch extrinsisch, durch eine in Aussicht gestellte Belohnung nach dem Lernen, erzeugt werden (siehe Kapitel 3.3.3).

Umsetzung im Workshop

In diesem Workshop sollen die Studierenden die Wirkung von positiven Emotionen auf das Lernen kennen lernen. Zunächst soll überlegt werden, welches Fach besonders viel Spaß bereitet und vor allem, warum dies so ist. Denkbare Erklärungen hierzu sind: Ich interessiere mich für das Fach, habe Anknüpfungspunkte, positive Erfahrungen mit diesem Fach gemacht, der/die Dozent/in liegt mir, die Art der Vermittlung entspricht meiner Lernweise. Dann sollten auch die weniger beliebten Fächer auf ihre emotionale Bewertung hin untersucht werden: Warum mag ich das Fach nicht und was fällt so schwer dabei (Begründungen im negativen s.o.)? Hierzu wird in einem Impulsvortrag die Funktionsweise des Limbischen Systems und dessen Wirkung auf die Informationsaufnahme erklärt und Bezug auf das Vier-Ebenen-Modell der Persönlichkeit genommen.

Sich selbst motivieren zu können, ist eine wichtige Schlüsselkompetenz. Als Grundlage hierfür wird der Unterschied zwischen intrinsischer und extrinsischer Motivation erklärt.

Als besonders schwierig empfundene Fächer, die ungünstigsten Falls den/ die Student/in auch noch wenig interessieren, sind eine besondere Herausforderung. In Gruppenarbeit sollen Strategien erarbeitet werden, wie ein solches Fach erfolgreich gemeistert werden kann. Als Anhaltspunkte werden folgende Schlagwörter gegeben: Emotion, Motivation, Aufmerksamkeit, die Macht der Gedanken, Social Brain (s. Kapitel 3.3.10).

4.2.4 Erfolgreich Lernen mit der SQ3R-Methode

Neurowissenschaftliche Erkenntnisse

Wissenschaftliche Texte sind v.a. zu Beginn des Studiums, wo noch der „Bodensatz" an Fachwissen für das leichtere Verständnis fehlt, eher mühsam zu lesen und zu verstehen. Die Rolle der Sprachbeherrschung ist deshalb essentiell für Studienerfolg, wie es in Kapitel 3.3.8 dargestellt wurde. Speziell die Begrenztheit des Arbeitsgedächtnisses kommt hier zum Tragen. Eine Möglichkeit sich wissenschaftliche Texte zu erschließen ist die SQ3R-Lesetechnik[173] (es gibt hier auch noch andere Varianten).

Bei der SQ3R-Methode wird ein Text in mehreren Schritten erarbeitet und dem Gehirn quasi Zeit gegeben sich mit den Inhalten vertraut zu machen und sich aktiv damit auseinanderzusetzen. Nach dieser ersten Informationsaufnahme (siehe Kapitel 3.3.6), wird die Neugier durch hinterfragen der Textinhalte geweckt und damit die Aufmerksamkeit gebunden (siehe Kapitel 3.3.2). Im Arbeitsschritt Read wird der Text auf Schlüsselbegriffe und Kernaussagen hin gelesen (siehe Kapite 3.3.7). Durch den Arbeitsschritt Recite können die synaptischen Verbindungen und die Vernetzung gestärkt werden (siehe Kapitel 3.3.8). Das Review, der letzte Arbeitsschritt, dient der Überprüfung der Arbeitsschritte und, ob alles verstanden ist (siehe Kapitel 3.3.9). Die SQ3R-Lesetechnik ist somit eine Methode, die als der Funktionsweise des Gehirns dienlich eingeschätzt werden kann.

Umsetzung im Workshop

Zur Einführung wird zunächst der Forschungsstand zur Informationsaufnahme und -speicherung aufgezeigt. Hierzu wird der Weg einer Information von der Aufnahme über die Augen, der Weiterleitung bis zum Hippocampus, dem Neuigkeitsdetektor (siehe Kapitel 3.3.7) hin zur tatsächlichen Speicherung erläutert. Die Bedeutung der Sprachbeherrschung (Kapitel 3.3.9) wird als essentiell für den Studienerfolg hervorgehoben und begründet. Anhand eines Textes, der unbedingt einen Bezug zum Studium haben, aber nicht zu komplex sein sollte, damit nicht der Inhalt des Textes von der Methode ablenkt, wird dann die SQ3R-Methode, nach einer kurzen Vorstellung, erprobt. Diese besteht aus folgenden Schritten, die in Einzel- oder Gruppenarbeit durchlaufen werden:

▪ Survey = ersten Eindruck von Textinhalt und -aufbau gewinnen, schnell erfassbare Textinformationen erfassen. Hier auf keinen Fall schon Markieren! – Einzelarbeit.

▪ Question = Was sind die Schlüsselbegriffe, welche Fragen habe können an den Text gestellt werden? – Einzelarbeit, anschließend Vergleichen der Fragen in Gruppenarbeit.

▪ Read = Lesen als aktiver Prozess der Verarbeitung der Textinformationen im eigenen kognitiven System. In der Phase Read werden die Schlüsselbegriffe und Kernaussagen markiert.

---

173   Vgl. ROBINSON (1961) zitiert nach SIMON (2015), S. 170 f.

- Recite = Textinhalt nach abschnittweiser Lektüre in eigenen Worten rekapitulieren. Dies kann auch in Form eines Mind Maps oder einer graphischen Darstellung geschehen. – Gruppenarbeit.
- Review = zusammenhängenden Gesamtüberblick gewinnen – repetieren – Präsentation der Gruppenergebnisse.

In der Abschlussrunde soll reflektiert werden, ob mit dieser Methode, die auf den ersten Blick sehr mühsam erscheint, nach einer Trainingsphase Zeit gespart werden kann.

4.2.5   Strukturieren – Memorieren

Neurowissenschaftliche Erkenntnisse

Bei der kurzfristigen Prüfungsvorbereitung werden durch bloßes Wiederholen nur synaptische Verbindungen gestärkt, aber es entstehen keine neuen und so wird das Wissen ohne regelmäßige Übung schnell wieder vergessen. Zu Beginn ist ein Gedächtnisinhalt nichts weiter als eine aktivierte Neuronenkette. Damit neue synaptische Verbindungen geschaffen werden, ist ein langsames und dauerhaftes Lernen notwendig. Dies erfordert viel Geduld, da die Schaffung neuer synaptischer Verbindungen Zeit benötigt. (siehe Kapitel 3.3.6).

Durch Memorierungstechniken kann der Flaschenhals des Arbeitsgedächtnisses erweitert werden, siehe Kapitel 3.3.2.

Umsetzung im Workshop

Die Studierenden sind mit einer Fülle von Fächern und in jedem Fach mit einer Masse an Stoff konfrontiert. Nach `Schülermanier´ wird kurz vor den Prüfungen diese Masse an Stoff meist völlig unstrukturiert auswendig gelernt, so berichten Studierende selbst. Das geht nicht immer gut. Ein erster Schritt ist die Strukturierung der Masse. Dies sollte regelmäßig im Semesterverlauf geschehen. Im ersten Teil des Workshops geht es darum, Markierungsregeln in der Gruppe zu erstellen und auszuprobieren. Als Einstieg sollen die Studierenden einen kurzen Text in `gewohnter Art´ markieren und sich dann in Kleingruppen über ihre Strategien austauschen. Mit den hierbei erstellten Regeln wird ein weiterer Text nochmals markiert (Trainingsspirale).

Im zweiten Teil soll erarbeitet werden, welche Strukturierungsmöglichkeiten auf Grund der gefundenen Schlüsselbegriffe, neurowissenschaftlich ausgedrückt

Eckwerte, es in diesem Text gibt. Hierzu können beispielsweise Mindmaps, graphische Darstellungen oder Bilder genutzt werden.

Zum Festigen der synaptischen Verbindungen hilft üben und wiederholen (siehe Kapitel 3.3.7). Das pure Widerholen ist insbesondere im Grundstudium nicht zu vermeiden, da zunächst ein Bodensatz an Wissen vorhanden sein muss, bevor kreativ damit umgegangen werden kann Ein Weg das Wiederholen etwas anregender zu gestalten sind die sogenannten Mnemotechniken, bei denen es eine ganze Vielzahl verschiedener Formen gibt.

4.2.6   Stressmanagement – Lampenfieber, Blackout & Co.

Neurowissenschaftliche Erkenntnisse

Die umgekehrte U-Funktion bei Stress erklärt, warum Lernen und der Abruf von Informationen unter Stress zunehmend schwieriger wird. Informationsaufnahme und ebenso der Abruf der Informationen funktioniert nur dann erfolgreich, wenn diese mit angenehmen Gefühlen verbunden ist (s. Kapitel 2.3.3). Ist dies nicht der Fall wird zum einen die Amygdala = Mandelkern aktiv, zum anderen wird durch, als bedrohlich interpretierte Situationen, über den Hypothalamus die Ausschüttung von Stresshormonen bewirkt und damit das autonome Nervensystem aktiviert. Ab einem gewissen Punkt wird die Grenze der optimalen Leistungsfähigkeit überschritten und der Fight-Flight-Freeze-Mechanismus mit den dazugehörigen körperlichen Symptomen ausgelöst. Es muss allerdings nicht zwingend eine tatsächlich bedrohliche Situation bestehen, der Mechanismus kann alleine durch Gedanken über eine Situation und deren Bedeutungszumessung, wie es bei Prüfungen der Fall ist, ausgelöst werden. Der Mechanismus kann entsprechend sowohl durch andere Gedanken, als auch eine andere Körperhaltung und bewusst langsamere Atmung gestoppt werden. (siehe Kapitel 2.3.4)

Umsetzung im Workshop

Die Studierenden sollen in diesem Workshop die Zusammenhänge zwischen emotionaler Bewertung einer Situation, entsprechender Auslösung von Mechanismen und der Wirkung des Aktivierungsgrads auf die Leistungsfähigkeit kennen lernen. Hierbei wichtig ist, dass die Studierenden sich der Macht ihrer Gedanken und den Einfluss den sie darauf nehmen können, bewusst werden. Das Mittel der Wahl ist es, die negativen Gedanken durch positive zu „überschreiben". Dies geht beispielswiese durch eine Übung, in der negative Gedankenzettel verbrannt, positive immer wieder gelesen werden und so ein Umdenken bewirkt werden kann.

Durch die Körperhaltung und die Mimik werden Gefühle und Stimmungen zurückgespiegelt und als solche empfunden. Dies kann in einer Übung dadurch erfahrbar gemacht werden, dass die Studierenden ausprobieren Kopf und Schulter hängen zu lassen und zu spüren, wie sich dies Haltung anfühlt und im Anschluss, die gegenteilige Haltung einzunehmen: Kopf hoch, Schultern zurück, geballte Fäuste und Lächeln im Gesicht und spüren wie sich die Veränderung anfühlt.

Bei Panikattacken bei Präsentationen kann zusätzlich eine Rolle übernommen werden, d. h., dass sich gar nicht die Person selbst in dieser Situation befindet, sondern ein Vorbild, dessen Rolle gespielt wird. „Immer dann, wenn wir selbst neue Herausforderungen und Aufgaben zu bewältigen haben, hilft uns der Gedanke an unser Idol weiter: Wie hätte unser Vorbild reagiert? Hätte mein Idol jemals aufgegeben? Mit welchen Mitteln würde er/sie sich motivieren? Wir haben den Eindruck, dass der Prozess der Identifikation uns selbst zu einem besseren Menschen macht. Und dieser Eindruck täuscht nicht. Sportidole können dazu dienen, sich bestimmte Charakterzüge wie etwa Optimismus, Durchsetzungsstärke oder Mut abzuschauen."[174]

Abschließend können die Studierenden anhand eines Rätsels überprüfen, ob sie die wichtigsten Zusammenhänge verstanden haben. Das Lösungswort lautet ERFOLG.

4.3   Neurowissenschaftliche Erkenntnisse in der individuellen Studienberatung

In der individuellen Studienberatung sollten als Grundlage die Ergebnisse der zu Studienbeginn durchgeführten Tests aufgegriffen, besprochen und, je nach Selbstwirksamkeitswert, das weitere Vorgehen geplant werden. Hierbei kann es sinnvoll sein, das Vier-Ebenen-Modell der Persönlichkeit (nochmals) zu erklären und den Zusammenhang zu den geschilderten Problemen, so möglich, herzustellen. Analog zu den Themen der Workshopreihe können in der individuellen Studienberatung die neurowissenschaftlichen Erkenntnisse im Sinne einer Psychoedukation integriert werden. Je nach Beratungsbedarf können die in den letzten Kapiteln aufgeführten und erläuterten Themen aufgegriffen, die Hintergründe erklärt und individuelle Lösungsmöglichkeiten erarbeitet werden.

Prinzipiell sind die Erfolgsfaktoren von GRAWE (siehe Kapitel 3.3.10). in der Beratung zu berücksichtigen. Die eigene Erfahrung hat gezeigt, und dies berichten auch Studierende, dass insbesondere ein vertrauensvolles Verhältnis zum Beratungserfolg beiträgt.

---

174   AfNB (2018) Das Gehirn braucht Vorbilder, Folie 29

4.4 Studienberatung in Entscheidungssituationen

Neben den bisher besprochenen Lern- und Arbeitsstrategien als Voraussetzung für erfolgreiches Studieren, und einen späteren Erfolg im Beruf ist die Studienzeit durch viele Entscheidungen geprägt. Vor Studienbeginn ist zu entschieden ob, und wenn ja, welches Fach studiert werden könnte. Im Studienverlauf gibt es zum einen Entscheidungssituationen beim Übergang in das praktische Studiensemester und in die Vertiefungen sowie den Beruf oder Master. Zum anderen steigen mit den Studierendenzahlen ebenso die Zahl der Studienabbrüche (siehe Kapitel 2.1). Ziel der Studienberatung in solchen Situationen ist es zwar durchaus Alternativen aufzuzeigen, aber vor allem die Entscheidungsfindung zu unterstützen.

Neurowissenschaftliche Erkenntnisse

Prinzipiell muss unser Handeln in Einklang mit unseren unbewussten und bewussten Lebenserfahrungen stehen. Gelingt dies nicht, werden wir krank oder fühlen uns zumindest unwohl.[175] Um dies zu verstehen, ist es hilfreich (nochmals) das Persönlichkeitsmodell und die Zusammenhänge der vier Ebenen aufzugreifen. Entlang des Rubikonmodells, das ursprünglich von Handlungspsychologen entwickelt wurde, können die Vorgänge im Gehirn vom Aufkommen eines Wunsches bis zur Reifung einer Entscheidung und der Umsetzung in eine Willenshandlung beschrieben werden. Nach einer Entscheidung ist, zur Aufrechterhaltung der Zielverfolgung ein mehr oder weniger großer Wille notwendig. Ab einem bestimmten Punkt kann jedoch der Aufwand zu groß und die Entscheidung sollte überdacht und ggf. verworfen werden. Des Weiteren ist die Unterscheidung zwischen Bauchentscheidungen, Intuitionen und der Rolle des Vorbewussten sowie die Entscheidungsheuristiken relevant. (siehe Kapitel 3.4)

Umsetzung in der Beratung

Je mehr Faktoren gegen das bisherige Studium sprechen und je geringer eine Belohnungserwartung, und damit eine Zielvorstellung vorhanden ist, desto sinnvoller ist die Suche nach einer Alternative, die kongruenter zu Motiven und Zielen ist. Oft besteht jedoch große Unsicherheit, wie man zu einer guten und tragfähigen Entscheidung kommen kann. Je nach Beratungsanlass kann eine andere Methode zielführend sein.

---

175 Vgl. ROTH (2015), S. 100 f.

In der Beratung von Studieninteressierten auf Messen ist vor allem der Bereich der Entscheidungsmerkmale hilfreich und die verschiedenen Entscheidungsstrategien. Bei einer Fülle von 4.456 an Universitäten und 428 an Kunst- und Musikhochschulen und 3414 an Hochschulen für angewandte Wissenschaften verschiedenen Studiengängen[176] kann in einem ersten Schritt die Methode der Wahl die Elimination sein. Entscheidungsmerkmale bei der Studienwahl sind:

- Studienort/Heimatnähe
- Hochschulart/-größe: Universität, Hochschule für angewandte Wissenschaften, Duales Studium
- Studienfach
- Berufsziel, dieses bedingt die Hochschulart, nicht nur das Studienfach.

Bei Entscheidungen zur Studienorganisation (wie viele Prüfungen soll ich in einem Semester ablegen?) können Merkmale benannt werden, mit denen die Alternativen eingegrenzt werden können. Diese aus der Beratungserfahrung heraus entwickelten Merkmale sind:

- Spaß (bestimmte Fächer sind möglicherweise gesetzt, welche passen dann bezüglich Interesse und damit Motivation und inhaltlich gut dazu).
- Machbarkeit (wie viel Stoff ist vorzubereiten und wie leicht finde ich Zugang zu diesem Fach?).
- Gruppenarbeit (ist in einer Prüfungsleistung eine Gruppenarbeit abzuleisten, kann es sinnvoll sein, diese nicht zu verschieben, da sonst die möglicherweise vorhandene Arbeitsgruppe im nächsten Semester nicht mehr zur Verfügung steht).
- Vorlesungsplan (dieser sollte studierbar sein).
- Prüfungsplan (nicht zu viele Prüfungen in zu kurzem Abstand nacheinander).

In der Beratung der Studienzweifler, Studienabbrecher und von solchen Studierenden, die den Prüfungsanspruch verloren haben, also für weitreichendere Entscheidungen, kann der Prozess mit der Methode des Züricher Ressourcenmodells unterstützt werden. Dieses ist neurowissenschaftlich gut abbildbar, da es sich auf das Rubikonmodell der Handlungspsychologen stützt (siehe Kapitel 3.4).

---

176 Vgl. HRK (2015), S. 10 f.

4.5   Neurowissenschaftliche Erkenntnisse in der Studienberatung nutzen?

In diesem Hauptkapitel wurde zum einen ein Workshopkonzept zur Förderung von Lern- und Arbeitsstrategien in der Studieneingangsphase, die individuelle Studienberatung und, als Sonderfall, die Beratung in Entscheidungssituationen in Zusammenhang mit neurowissenschaftlichen Erkenntnissen dargestellt. Bei der Erarbeitung wurde schnell klar, dass die neurowissenschaftlichen Erkenntnisse für jedes Thema so komplex sind, dass in dieser Arbeit bei der Bandbreite der zu fördernden Kompetenzen und den Beratungsthemen in der Bearbeitung nur an der Oberfläche geblieben werden konnte. Dies bedeutet allerdings auch, dass die Studierenden durch die Herstellung des Zusammenhangs zu den Neurowissenschaften leicht überfordert werden könnten. Hier ist eine Balance zu finden, die Themen ausreichend tief, aber nicht zu komplex darzustellen, um Überforderung zu vermeiden.

Die neurowissenschaftlichen Erkenntnisse sollten sich als roter Faden sowohl über die Workshops, als auch die Einzelberatung hinweg erstrecken, um so bei den Studierenden ein Gesamtbild entstehen zu lassen. Das Ziel wäre, Studierende zu Experten in eigener Sache zu machen, indem sie ihre Persönlichkeit kennen lernen, Möglichkeiten und Grenzen von Veränderungen verstehen und einen individuellen Arbeitsstil entwickeln.

Ein Kritikpunkt bei der Empfehlung der flächendeckenden Einzelberatung könnte das Ressourcen-Argument sein. Es müsste tatsächlich zunächst in der Praxis erprobt werden, aber es ist anzunehmen, dass, wenn die Ressourcen für die Beratung nach Misserfolgen in die Beratung zum Erfolg investiert würden, sich dies die Waage halten könnte.

Die Herausforderung bei der Umsetzung eines solchen Konzeptes wird des Weiteren darin bestehen, die neurowissenschaftlichen Inhalte auf neuestem Stand der Forschung zu halten und stetig zu aktualisieren. Für einen flächendeckenden Einsatz an Hochschulen wären ausreichend neurowissenschaftlich versierte Studienberater/innen Voraussetzung.

Als Ergebnis auf studienorganisatorischer Ebene ist festzuhalten, dass die Förderung der überfachlichen Kompetenzen im Bereich der Lern- und Arbeitsstrategien nicht außercurricular angeboten, sondern in das Curriculum und dort optimaler Wiese in Fachmodule integriert werden sollten. Ein Modul ausschließlich für Lern- und Arbeitsstrategien würde die Methoden, so ist anzunehmen, wieder vom Studienfach abheben und deren Relevanz schmälern.

In den bisherigen Kapiteln lag der Focus, dem Titel entsprechend, auf der Studienberatung und in diesem Zusammenhang auf die Notwendigkeit der Förderung von Lern- und Arbeitsstrategien in der Studieneingangsphase, Themen in der

Studienberatung allgemein und speziell Beratung in Entscheidungssituationen eingegangen. Die Förderung überfachlicher Kompetenzen ist jedoch auch Teil des Bildungsauftrags der Hochschulen. Im nächsten Kapitel soll deshalb eine Verbindung zwischen den Themen der Studienberatung und der Förderung überfachlicher Kompetenzen als Qualifikationsziel in der Hochschulausbildung eingegangen werden.

5 Das Vier-Ebenen-Modell der Persönlichkeit und Persönlichkeitsentwicklung an Hochschulen

Persönlichkeitsbildung bzw. Persönlichkeitsentwicklung, die Begriffe werden in diesem Zusammenhang beide genannt, ist ein Qualifikationsziel von Hochschulen.[177]

„Allerdings liegen die Stärken Deutschlands im internationalen Vergleich eher in den fachlichen Kompetenzen, während bei den Schlüsselkompetenzen, insbesondere bei Teamarbeit, Verhandeln, Arbeitsorganisation und Zeitmanagement, deutsche Absolvent/innen unter dem europäischen Durchschnitt liegen."[178] Hier besteht also Handlungsbedarf.

Wenn die überfachlichen Kompetenzen (Lern- und Arbeitsstrategien für das Studium) Teil des Curriculums sein sollten, wie in Kapitel 4.5 vorgeschlagen, ist es sinnvoll diese mit den überfachlichen Kompetenzen, die in der Hochschulausbildung als Persönlichkeitsentwicklung gefordert werden, zu vergleichen und mit den Kompetenzen, die von den späteren Arbeitgebern u.a. in Stellenanzeigen genannt werden, zu ergänzen. Somit erhält man ein Setting an Kompetenzen. Unternimmt man eine solche Recherche findet man sich schnell in einer großen Ansammlung von Begrifflichkeiten. Diese im Einzelnen darzustellen, würde den Rahmen dieser Arbeit sprengen. Eine Auswahl an Kompetenz-Übersichten findet sich in Anhang 4. Es wurden Beispiele für Kompetenzübersichten zu den Bereichen `Studienkompetenz und deren Förderungen in der Studieneingangsphase´, überfachliche Kompetenzen als `Persönlichkeitsbildung an Hochschulen´[179] und die von `Arbeitgebern seitens der Absolvent/innen geforderten Kompetenzen beim Berufseinstieg´ recherchiert. Die dort genannten Kompetenzen wurden verglichen und Übereinstimmungen identifiziert: in allen Auflistungen der überfachlichen Kompetenzen finden sich Entscheidungs-, Konflikt-, Kommunikations-, Kooperations-, Teamfähigkeit und der Bereich Lern- und Arbeitstechniken in unterschiedlichen Formulierungen. Em-

---

177 Vgl. LEIBER (2016)
178 SCHUBARTH (2017), S. 82
179 Vgl. LEIBER (2016), S. 12ff.

© Springer Fachmedien Wiesbaden GmbH, ein Teil von Springer Nature 2019
C. Fitzke, *Förderung überfachlicher Kompetenzen an Hochschulen*,
https://doi.org/10.1007/978-3-658-26903-6_5

pathiefähigkeit oder Selbstwirksamkeitsverantwortung findet sich in den Nennungen seitens der Hochschulen und in Bildungsvisionen, wie `Bildung neu Denken´, nicht aber bei den Arbeitgeber/innen.

> „Während das Studium in Deutschland im Gefolge der Bologna-Reform unter wachsender Verschulung leidet, propagiert der Europäische Bildungsrahmen neuerdings ein Studium, das an der Entwicklung von kritischem Denken ausgerichtet ist.[180]"

Für Kritisches Denken sind folgende Kompetenzen Grundvoraussetzung: ausreichendes fachliches Wissen und Entscheidungsfähigkeit erforderlich: "psychologists have begun to flesh out the strategies we use to think in organized ways to analyze and solve problems. This systematic style of thinking is generally referred to as "**critical thinking**."[181]

Als Resultat steht nun ein Setting von zu fördernden Kompetenzen zur Verfügung, das allerdings nicht den Anspruch auf Vollständigkeit erfüllen kann. Im nächsten Schritt können nun die Kompetenzen in Beziehung zum Vier-Ebenen-Modell der Persönlichkeit gesetzt werden. Die Möglichkeit diese Kompetenzen zu fördern, steht in Zusammenhang mit den dazugehörigen Ebenen der Persönlichkeit und den Neuromodulatorensystemen, deren Entstehung und damit der Veränderbarkeit der Persönlichkeit, wie dies in Kapitel 3.2.4 dargestellt wurde.

Hieraus lässt sich dann ableiten, welches Entwicklungspotential bei den einzelnen Kompetenzen besteht bzw. wie aussichtsreich eine Förderung sein kann (siehe Kapitel 3.2.4). Des Weiteren ist auf dieser Grundlage der Vermittlungsrahmen festzulegen, sollte/kann die jeweilige Kompetenz in einer Lehrveranstaltung vermittelt werden, und wenn dort, geschieht dies implizit, beispielweise durch Förderung der Teamfähigkeit, mittels Gruppenarbeiten, oder explizit? Oder gibt es Kompetenzen, die flankierend im Einzelcoaching trainiert werden sollten (hier ist der Bezug zur Selbstwirksamkeit in Kapitel 2.2).

Die Kompetenzen sind in Zusammenhang mit dem Vier-Ebenen-Modell der Persönlichkeit in der nachfolgenden Tabelle dargestellt. Die Zuteilung zu den Ebenen erfolgte intuitiv. Je nachdem auf welcher Ebene der Persönlichkeit die Kompetenz anzusiedeln ist, empfiehlt es sich diese im Einzelcoaching (untere und mittlere Ebene) oder in Gruppen sozial-emotional (mittlere Ebene) oder kognitiv (obere Ebene) zu fördern. Wobei die Wahrscheinlichkeit der Verhaltensänderung, je früher die Ebene sich entwickelt hat, desto geringer ausfällt (siehe Abbildung 7 und Kapitel 3.2.4).

Sollte die nachfolgende Tabelle als Grundlage zur Förderung von Kompetenzen im Studium genutzt werden, müsste sowohl die Liste der Kompetenzen auf

---

180   KRUSE (2010), S. 45
181   DILLEY, KAUFMANN, KENENDY, PLUCKER (2017), S. 1

Vollständigkeit geprüft, als auch die Zuordnung zu den Ebenen der Persönlichkeit nochmals fundierter geschehen.

Tabelle 1:   Zuordnung der Kompetenzen zu dem Vier-Ebenen-Modell der Persönlichkeit

Ebene	Entstehung	Veränderbarkeit	Ausprägung	Kompetenzen
Untere limbische	macht unser Temperament aus überwiegend genetisch oder durch vorgeburtliche Einflüsse bedingt	durch Erfahrung und Erziehung kaum zu beeinflussen	grundlegende Persönlichkeitsmerkmale wie: Offenheit-Verschlossenheit, Selbstvertrauen, Kreativität, Vertrauen-Misstrauen, Umgang mit Risiken, Pünktlichkeit, Ordnungsliebe, Zuverlässigkeit, Verantwortungsbewusstsein	Kreativität Selbstorganisation Selbstvertrauen Stressbewältigung Teamfähigkeit Zeitmanagement Zuverlässigkeit Verantwortungsbewusstsein
Stress-verarbeitungssystem	vorgeburtlich	durch Erfahrung und Erziehung kaum zu beeinflussen	Befähigung zum Umgang mit körperlichem und psychischem Stress	Belastbarkeit Stressbewältigung
Mittlere limbische	Kern unserer Persönlichkeit = Temperament in den ersten Lebensjahren	im Jugend- und Erwachsenenalter nur über starke emotionale oder lang anhaltende Einwirkungen veränderbar	Ebene der unbewussten emotionalen Konditionierung: Anbindung elementarer Emotionen (Furcht, Freude, Glück, Verachtung, Ekel, Neugierde, Hoffnung, Enttäuschung und Erwartung) an individuelle Lebensumstände.	Belastbarkeit Begeisterungsfähigkeit Emotionale Stabilität Konfliktfähigkeit Kooperationsfähigkeit Leistungsbereitschaft Neugierde

Ebene	Entstehung	Veränderbarkeit	Ausprägung	Kompetenzen
Obere limbische	in später Kindheit und Jugend wesentlich durch sozial-emotionale Erfahrungen beeinflusst	entsprechend nur sozial-emotional veränderbar	Ebene des bewussten emotional-sozialen Lernens: Gewinn- und Erfolgsstreben, Anerkennung–Ruhm, Freundschaft, Liebe, soziale Nähe, Hilfsbereitschaft, Moral, Ethik. zusammen mit den unteren Ebenen grundlegende sozial relevante Persönlichkeitsmerkmale festgelegt: Machtstreben, Dominanz, Empathie, Verfolgung von Zielen und Kommunikationsbereitschaft.	Empathie Führungsfähigkeit Durchsetzungsbereitschaft Kommunikationsbereitschaft Soziale Kompetenz Teamfähigkeit Verfolgung von Zielen
Kognitiv-sprachliche	entsteht relativ spät	verändert sich ein Leben lang, im Wesentlichen aufgrund sprachlicher Interaktion	Ebene der bewussten sprachlich-rationalen Kommunikation: Bewusste Handlungsplanung, Erklärung der Welt, Rechtfertigung des eigenen Verhaltens vor sich selbst und anderen. Hier lernen wir, wie wir uns darstellen sollen, um voran zu kommen.	Entscheidung als Teil einer Handlungsplanung Problemlösen Lern- und Arbeitsstrategien Zeitmanagement Unternehmerisches Handeln
Offenheit Intelligenz				Lernfähigkeit Neugierde

6 Zusammenfassung und Ausblick – eine Vision

Die vorliegende Arbeit hatte zum Ziel eine Verbindung zwischen Themenbereichen der Studienberatung zu neurowissenschaftlichen Erkenntnissen herzustellen und ein Beratungskonzept zu entwickeln. Hierzu wurde zunächst der Status Quo an Hochschulen bzgl. Studierendenzahlen und Abbruchquoten sowie Abbruchgründen dargestellt. Die Notwendigkeit der Förderung von Lern- und Arbeitsstrategien in der Studieneingangsphase wurde beschrieben und auf Grundlage der Abbruchgründe, wie sie von HEUBLEIN et al identifiziert wurden, Themen für ein Workshopkonzept abgeleitet. Zur Erfassung des Bedarfs der Förderung von Lern- und Arbeitsstrategien seitens der Studierenden wurde ein Erhebungsinstrument vorgestellt, welches das Persönlichkeitsmerkmal `Selbstwirksamkeit´ neben den überfachlichen Kompetenzen mit erfasst. Ein weiterer Fragebogen berücksichtigt die Bedeutung von Emotionen für den Wissenserwerb. Beide Erhebungsinstrumente können für die Erfassung der Bedarfslage bei dem/der Student/in gut eingesetzt werden, sollten allerdings in einzelnen Fragen auf die Hochschule hin angepasst werden.

In einem eigenen Abschnitt der Arbeit wurden die zuvor identifizierten Themen in der Studienberatung unter neurowissenschaftlichem Blickwinkel betrachtet und beschrieben. Im nächsten Abschnitt, der Diskussion, wurden diese mit den Lern- und Arbeitsstrategien und Themen in der individuellen Studienberatung, die v.a. Entscheidungssituationen betreffen, in Zusammenhang gebracht. Als Kern des Beratungskonzeptes wurden zunächst das Vier-Ebenen-Modell der Persönlichkeit und die Neuromodulatorensysteme erklärt. Dies wird im ersten Workshop `Persönlichkeit und Lernbiografie´ zur Einführung beschrieben und bildet die Grundlage für die individuellen Beratungsgespräche. Die physiologischen Grundvoraussetzungen für erfolgreiches Lernen wurden im nächsten Schritt erläutert. Diese werden im Workshop `Zeit- und Selbstmanagement´ zur Erklärung, wie ein Lernplan erstellt werden sollte, genutzt. Von zentraler Bedeutung für den Wissenserwerb sind Motivation und positive Emotionen, wobei Motivation Voraussetzung für positive Emotionen beim Lernen sind. Die Studierenden sollen in diesem Workshop den Zusammenhang verstehen lernen und Strategien entwickeln, wie eigentlich ungeliebte Fächer erfolgreich bestanden werden können. Wichtige Unterschiede hierbei sind intrinsische und extrinsische Motivation. Um die lernförderliche Wirkung von Lerngruppen zu verdeutlichen wird auf das soziale Gehirn eingegangen.

© Springer Fachmedien Wiesbaden GmbH, ein Teil von Springer Nature 2019
C. Fitzke, *Förderung überfachlicher Kompetenzen an Hochschulen*,
https://doi.org/10.1007/978-3-658-26903-6_6

Da Sprachbeherrschung eine zentrale Bedeutung für den Wissenserwerb, insbesondere im wissenschaftlichen Kontext, hat, wird vorgeschlagen, diese anhand einer Lesetechnik zu trainieren. Um die Notwendigkeit zu verdeutlichen werden der Weg einer Information, von der Aufnahme bis hin zur Speicherung und die Grundvoraussetzungen für die Informationsaufnahme wie Aufmerksamkeit, Bewusstsein und Arbeitsgedächtnis beschrieben. Diese Themen werden im Workshop Strukturieren und Memorieren nochmals aufgegriffen. Zur Konsolidierung des Wissens, sind Eckwerte und deren Beziehungen zueinander, hilfreich. Zum Umgang mit der Beschränktheit des Arbeitsgedächtnisses sind Memorierungstechniken eine mögliche Strategie. Im letzten Workshop `Stressmanagement, Lampenfieber, Blackout & Co.´ wird die Auswirkung von Stress auf die Leistung und welche Mechanismen bei Lampenfieber und Blackout wirken, beschrieben. Für den Umgang mit Stresssituationen bedeutsam ist die Macht der Gedanken. Die Studierenden sollen hier in die Lage versetzt werden, eigene Strategien zur Stressbewältigung zu entwickeln. Für die individuelle Studienberatung ist insbesondere das Persönlichkeitsmodell relevant und je nach Beratungsbedarf alle vorgenannten Themen. Die Persönlichkeit des/der Berater/in hat einen großen Einfluss auf den Beratungserfolg, deshalb wurde dieser Punkt anhand von GRAWE erläutert.

Ein großer Beratungsbereich sind Entscheidungssituationen im Studium. Dies beginnt mit der Wahl des Studienfaches, wobei in dieser Arbeit nur auf die Unterstützung der Studieninteressierten bei der Entscheidungsfindung mittels der Erläuterung von Entscheidungsheuristiken eingegangen wurde. Die Auswahl des Studienfaches könnte mittels eines Persönlichkeitstest als Grundlage für ein Beratungsgespräch, wie es die Hochschulen Sachsen-Anhalt in einem Online-Tool anbieten (siehe Anhang 5), unterstützt werden. Dies wurde in der vorliegenden Arbeit jedoch nicht thematisiert. Im weiteren Studienverlauf sind Entscheidungen zur Semesterplanung, zum Übergang in das Praktische Studiensemester und anschließend in die Vertiefung und in den Beruf zu fällen. Bei einem drohenden Studienabbruch ist dieser Prozess zu begleiten. In diesen Entscheidungssituationen sind ebenfalls die Entscheidungsheuristiken, die Festlegung weniger Merkmale als Entscheidungsgrundlage, aber auch die Bedeutung des Vorbewusstseins bei der Entscheidungsfindung relevant. Zum Abschuss der Diskussion wurden die Themenbereiche nochmals kritisch reflektiert.

Insgesamt kann das Resumée gezogen werden, dass sich Themen der Studienberatung und Lern- und Arbeitsstrategien aus Pädagogik und Psychologie gut durch neurowissenschaftliche Erkenntnisse im Sinne einer Psychoedukation ergänzen lassen. Ziel sollte sein, die Studierenden weg vom Konsum der Lehre hin zu Expert/innen in eigener Sache zu entwickeln. Durch die durchgängige Erklärung der Zusammenhänge sollen sie ihre eigene Persönlichkeit und die Wirkung von Emotionen und Motivation verstehen, und v.a. die Möglichkeiten des Selbstmanagement kennenlernen. Es ist jedoch darauf zu achten, dass die Darstellung der Zusammenhänge nicht zu komplex wird und damit evtl. überfordert. Um einen ersten Eindruck davon zu bekommen, wie Studierenden mit der Verbindung zu den neurowissenschaftlichen Erkenntnissen zurechtkommen und, ob sie diese als hilfreich empfinden, wird vorgeschlagen einen Probe-Workshop durchzuführen. Es ist kritisch anzumerken, dass die Themen nur an der Oberfläche der neurowissenschaftlichen Forschung dargestellt wurden. Es erscheint jedoch sinnvoll, zunächst eine Gesamtübersicht über die Beratungsthemen und der mögliche Bezug zu neurowissenschaftlichen Erkenntnissen aufzuzeigen und erst in einem nächsten Schritt die einzelnen Beratungsbereiche mit neuen Forschungserkenntnissen der Neurowissenschaften auszudifferenzieren.

Es kann durch das Gesamtpaket bedarfsgerechte Empfehlungen von Workshops und individuelle Beratung, je nach Selbstwirksamkeitswert, erwartet werden, dass die Beratungen auf Grund von Misserfolgen zurückgehen könnten. Dies wäre in einer Längsschnittstudie nachzuweisen.

Ein großer Beratungsbereich, die Beratung der Studieninteressierten, wurde in der Arbeit nur in Bezug auf Entscheidungsstrategien aufgegriffen. Hinzukommen könnten die Passung von Persönlichkeitsmerkmalen und Berufsmerkmalen. Dies kann beispielsweise über die Big Five-Persönlichkeitsmerkmale geschehen, wie es die Hochschulen Sachsen-Anhalt mit einem Online-Test anbieten (siehe Anhang 5).

Die Erkenntnisse der Neurodidaktik wurden bisher nur in sehr geringem Maße in dem Workshopkonzept berücksichtigt, dies könnte noch weiter ausgebaut werden.

Sollte das Konzept in die Fläche gehen, d. h. auch von Studienberatungen an anderen Hochschulen übernommen werden, ist hierfür die Schulung der Berater/innen in neurowissenschaftlichen Kenntnissen erforderlich. Hierzu ist das bisher Erarbeitete noch fundierter darzustellen.

Eine VISION

Nach Veröffentlichungslage (siehe Kapitel 2.5) ergibt sich, dass eine Förderung der überfachlichen Kompetenzen ausschließlich außercurricular wenig Wirkung zeigt und von zu wenigen Studierenden in Anspruch genommen wird (vermutlich von denen am wenigsten, die der Förderung am meisten bedürfen). Deshalb wird empfohlen diese bereits bei der Studiengangentwicklung mit zu berücksichtigen und in das Curriculum zu verankern. Diese Verankerung kann implizit oder expli-

zit erfolgen. Optimal wäre die Themen in eine Fachlehrveranstaltung zu integrie-
ren und beispielweises die Lesetechnik mit Fachtexten zu üben. Erkenntnisse der
Neurodidaktik könnten über die Themen der Studienberatung hinaus für die Ge-
staltung des Vorlesungsplanes, die methodische Ausgestaltung der Fachmodule
und die Prüfungsformen genutzt werden.

Die Vision wäre nun, dass sich die neurowissenschaftlichen Erkenntnisse wie
einen roten Faden durch das Studium ziehen. Bereits vor Studienbeginn können in
die Beratung von Studieninteressierten neurowissenschaftliche Erkenntnisse ein-
fließen, und als erster Trend für die Studienfachwahl ein Persönlichkeitstest mit
Verbindung zu Berufsmerkmalen genutzt werden. Zu Studienbeginn kann ein Test
zur Feststellung der Selbstwirksamkeit und Studienkompetenz durchgeführt werden und basierend auf den Ergebnissen Lehrveranstaltungen zur Förderung von
Studienkompetenzen und Einzelcoachings empfohlen werden. Wichtig hierbei ist,
dass dies nicht außercurricular geschieht. Eine Voraussetzung hierfür wäre eine
andere organisatorische Einbettung der Studienberatung als dies bisher an Hochschulen praktiziert wird.

Da Persönlichkeitsentwicklung ein Auftrag der Hochschulen ist, wird vorgeschlagen bei der Studiengangentwicklung, wie in Kapitel 5 ausgeführt, Studienkompetenzen mit überfachlichen Kompetenzen zur Persönlichkeitsentwicklung
und Kompetenzen, wie sie von den späteren Arbeitgebern gefordert werden, ab-
zugleichen. Ziel ist es, ein Setting von Kompetenzen, die im Studium gefördert
werden sollen, zu erhalten. Zur Festlegung, wie diese Kompetenzen gefördert werden können, ist ein Zusammenhang zum Vier-Ebenen-Modell der Persönlichkeit
herzustellen.

Der Trend geht dahin, dass „aufgrund eines immer schnelleren technologischen
Wandels, einer verkürzten Halbwertszeit von Wissen sowie einer Arbeitswelt, die
sich laufend ändert, Bildung mehr als zuvor als lebenslanger Prozess aufgefasst werden muss."[182] Bei der Studiengangentwicklung ist deshalb im Vorfeld mit den Fach-
vertreter/innen zu diskutieren, welches Fachwissen als Grundlage notwendig ist, um
kritisch und kreativ arbeiten und fundierte Entscheidungen fällen zu können. Ergänzend sollte geklärt werden, welche überfachlichen Kompetenzen für das Studienfach
bzw. die spätere Berufstätigkeit unabdingbar sind, siehe vorangehender Abschnitt.

Bei wirtschaftswissenschaftlichen Fächern kann der rote Faden, die neurowissenschaftlichen Erkenntnisse zu nutzen, bis hinein in die Lehre und dort in die
Fachmodule weiter gedacht werden. Dies wird seitens der Lehrenden punktuell
bereits umgesetzt. Es gibt Forschungsrichtungen wie Neuroökonomie und angren-
zend decision neuroscience und in den Teilbereichen der Wirtschaftswissenschaf-
ten, Neurofinance, Neuroleadership, Neuro-Marketing etc.[183]

---

182   LEUZE (2008)
183   Vgl. REINMANN, WEBER (2011)

Ausgangspunkt dieser Arbeit war die Erstellung eines Konzeptes zur Nutzung neurowissenschaftlicher Erkenntnisse in der Studienberatung. Dieser Ansatz kann über die Studienberatung hinaus weiter gedacht werden, von einer Studiengangentwicklung unter Berücksichtigung neurowissenschaftlicher Erkenntnisse, über die Ausgestaltung der Lehre unter Berücksichtigung neurodidaktischer Empfehlungen, bis hin zur Nutzung der Erkenntnisse der Gehirnforschung in wirtschaftswissenschaftlichen Fächern.

Literaturverzeichnis

AKADEMIE FÜR NEUROWISSENSCHAFTLICHES BILDUNGSMANAGE-
MENT (Hrsg.) 2018: Das Gehirn braucht Vorbilder. Im Mitgliederbereich On-
line: https://www.afnb-international.com/, zuletzt geprüft 09.06.2018
AKADEMIE FÜR NEUROWISSENSCHAFTLICHES BILDUNGSMANAGE-
MENT (Hrsg.) 2018: Die Kunst der Verhaltensänderung. Im Mitgliederbereich
Online: https://www.afnb-international.com/, zuletzt geprüft 09.06.2018
AKADEMIE FÜR NEUROWISSENSCHAFTLICHES BILDUNGSMANAGE-
MENT (Hrsg.) 2018: Die Macht der Gedanken. Im Mitgliederbereich Online:
https://www.afnb-international.com/, zuletzt geprüft 09.06.2018
AKADEMIE FÜR NEUROWISSENSCHAFTLICHES BILDUNGSMANAGE-
MENT (Hrsg.) 2018: Die Zukunft des Lernens. Im Mitgliederbereich Online:
https://www.afnb-internatinonal.com/, zuletzt geprüft 09.06.2018
AKADEMIE FÜR NEUROWISSENSCHAFTLICHES BILDUNGSMANAGE-
MENT (Hrsg.) 2018: Spitzenleistung entsteht im Gehirn. Im Mitgliederbereich
Online: https://www.afnb-international.com/, zuletzt geprüft 09.06.2018
AKADEMIE FÜR NEUROWISSENSCHAFTLICHES BILDUNGSMANAGE-
MENT (Hrsg.) 2018: Train the Trainer. Im Mitgliederbereich Online: https://
www.afnb-international.com/, zuletzt geprüft 09.06.2018
AKADEMIE FÜR NEUROWISSENSCHAFTLICHES BILDUNGSMANAGE-
MENT (Hrsg.) 2018: Wie unser Gehirn lernt. Im Mitgliederbereich Online:
https://www.afnb-international.com/, zuletzt geprüft 09.06.2018
AKADEMIE FÜR NEUROWISSENSCHAFTLICHES BILDUNGSMANAGE-
MENT (Hrsg.) 2018: Wie funktioniert Erinnerung. Im Mitgliederbereich On-
line: https://www.afnb-international.com/, zuletzt geprüft 09.06.2018
AKADEMIE FÜR NEUROWISSENSCHAFTLICHES BILDUNGSMANAGE-
MENT (Hrsg.) 2018: Ziele erreichen. Im Mitgliederbereich Online: https://
www.afnb-international.com/, zuletzt geprüft 09.06.2018
BÄUML, J. & PITSCHEL-WALZ, G. (2016): Grundlagen des Konsensuspapiers
zur Psychoedukation in: Handbuch der Psychoedukation, Schattauer GmbH,
Stuttgart 2016.
BDA, BDI, HRK (2008): Memorandum von BDA, BDI und HRK (2008): Beschäftigungsfähigkeit von Hochschulabsolventen stärken. Für eine besser Arbeits-
marktrelevanz des Hochschulstudiums. Hg. v. BDA, BDI, HRK. Online:

© Springer Fachmedien Wiesbaden GmbH, ein Teil von Springer Nature 2019
C. Fitzke, *Förderung überfachlicher Kompetenzen an Hochschulen*,
https://doi.org/10.1007/978-3-658-26903-6

https://www.arbeitgeber.de/www%5Carbeitgeber.nsf/res/72374EDE418466EBC125755A004AC403/$file/Beschaeftigungsfaehigkeit_Hochschulabsolventen.pdf, zuletzt geprüft am 16.06.2018.

BECK, H. (2003): Neurodidaktik oder Wie lernen wir? Erziehungswissenschaft und Beruf, S. 323 – 330, Heft 3/2003.

BERK v., I., SCHULTERS, K.; STOLZ, K. (2015): Wie Studierende gut durch das Studium kommen. Gewerkschaft für Erziehung und Wissenschaft Baden-Württemberg. Online: https://www.gew-bw.de/aktuelles/detailseite/neuigkeiten/wie-studierende-gut-durch-das-studium-kommen/, zuletzt geprüft am 14.06.2018.

BERTHOLD, C. JORZIK, B.; MEYER-GUCKEL, V. (Hrsg.) (2015): Handbuch Studienerfolg – Strategien und Maßnahmen: Wie Hochschulen Studierende erfolgreich zum Abschluss führen können. Stifterverband der Deutschen Wirtschaft. Online: https://www.stifterverband.org/handbuch-studienerfolg, zuletzt geprüft am 14.06.2018.

BIRKENBIHL, V. F. (2011): Stroh im Kopf. 51. Auflage, mgvverlag, München 2011.

BOSSE, E.; TRAUTWEIN, C. (2014): Individuelle und institutionelle Herausforderungen der Studieneingangsphase. In: Zeitschrift für Hochschulentwicklung, Jhg. 9 Nr. 5, https://www.zfhe.at/index.php/zfhe/article/view/765 zuletzt geprüft am 02.03.2018.

BRAHM, T.;JENERT, T. & WAGNER; D. (St. Gallen) (2014): Nicht für alle gleich: subjektive Wahrnehmungen des Übergangs Schule – Hochschule. In: Zeitschrift für Hochschulentwicklung, Jrg. 9 Nr. 5, 2014. Online: https://www.zfhe.at/index.php/zfhe/article/view/758, zuletzt geprüft am 22.05.2018.

Deutsche Institut für Internationale Pädagogische Forschung (DIPF) beauftragt von BMBF und KMK (2016): Bildung in Deutschland 2016, Kapitel Hochschulen. https://www.bildungsbericht.de/de/bildungsberichte-seit-2006/bildungsbericht-2016/bildung-in-deutschland-2016, zuletzt geprüft am 14.06.2018.

DIJKSTERHUIS, A. (2010): Das kluge Unbewusste: denken mit Gefühl und Intuition. Klett Cotta Stuttgart, 2010

DILLEY, A., KAUFMANN, J.C., KENENDY, C.; PLUCKER, J.A. (2017): What We Know About Critical Thinking. In: Partnership for 21ST Century Learning. Online: http://www.p21.org/our-work/4cs-research-series zuletzt geprüft 15.06.2018.

FITZKE, C. (2015): Neurowissenschaften in der Lernberatung. In: Lepp, Sylvia; Niederdrenk-Felgner, Cornelia (2015): Das Nürtinger Beratungsmodell IBIS. Individuelle Betreuung für ein individuelles Studium. Bielefeld: UVW Univ.-Verlag Webler.

Gemeinsam ADHS begegnen: Psychoedukation (2018). Online: https://www.adhs-infoportal.de/adhs-bei-erwachsenen/behandlung/psychoedukation-und-psychotherapie, zuletzt geprüft am 28.05.2018.

GOTZEN, S.; KOWALSKI, S; LINDE, F. (2011): Der KOMpetenzPASS – Fachintegrierte Förderung von Schlüsselkompetenzen. Online: http://www.iws.th-koeln.de/personen/linde/publikationen/KomPass_aus_CUAS.pdf, 28.05.2018.

GRAWE, K. (2015): (Wie) kann Psychotherapie durch empirische Validierung wirksamer werden?. In: Psychotherapeutenjournal 1/2015, S. 4-11.

HERBST, C. (2017): Pressemitteilung, Studienabbrecher beginnen häufig eine Berufsausbildung (2017), Online: https://www.bmbf.de/de/studienabbrecher-be-ginnen-haeufig-eine-berufsausbildung-4283.html, zuletzt geprüft am 14.06. 2018.

HEUBLEIN, U; EBERT, J.; HUTZSCH, C.; ISLEIB, S.; KÖNIG, R.; RICHTER, J.; WOISCH, A. (2017): Zwischen Studienerwartungen und Studienwirklichkeit. Ursachen des Studienabbruchs, beruflicher Verbleib der Studienabbrecherinnen und Studienabbrecher und Entwicklung der Studienabbruchquote an deutschen Hochschulen. Hannover: DZHW Deutsches Zentrum für Hochschul- und Wissenschaftsforschung (Forum Hochschule, 2017, 1) Online: https://www.studienabbruch-und-dann.de/de/hin-und-hergerissen-in-drei-phasen-zur-entscheidung-1698.html, zuletzt geprüft am 01.06.2018.

HRK (2015): Statistische Daten zu Studienangeboten an Hochschulen in Deutschland Studiengänge, Studierende, Absolventinnen und Absolventen, Wintersemester 2015/2016, Statistiken zur Hochschulpolitik 1/2015

KRUSE, O. (2010): Kritisches Denken im Zeichen Bolognas: Rhetorik und Realität. In: EBERHARTD, U. (Hrsg.) Hochschuldidaktik nach der Strukturreform, Springer Wiesbaden 2010, Pages 45-80.

LEIBER, T. (2016): Persönlichkeitsentwicklung als elementares Bildungsziel. Methodische Optionen der Umsetzung und Bewertung im Hochschulbereich. Online in: *Die Hochschullehre* 2, 2016, zuletzt geprüft am 02.04.2018.

LENZEN, D.: Hrsg.: vbw: Bildung neu denken. Das Zukunftsprojekt. Zusammenfassung der Studie. Online: http://www.institutfutur.de/_service/rezensionen/VBW_bildung.htm, zuletzt geprüft am 09.06.2018

LEUZE, K. (2008): Bildungswege besser verstehen. WZBrief Bildung 02 | Oktober 2008 2 das Nationale Bildungspanel Online: https://bibliothek.wzb.cu/wz brief-bildung/WZBriefbildung200802_leuze.pdf, zuletzt geprüft am 29.05. 2018.

MANDL, H.; FRIEDRICH, H., F. (2005): Handbuch Lernstrategien. Hogrefe Verlag GmbH und Co., 2005.

MENTALMED 2007online: http://www.mentalmed.de/blog/archives/84-stress-
und-stressbelastungen-2-kurzfristiger-stress-ist-ok-chronischer-stress-ist-
schaedlich.html, zuletzt geprüft am 01.06.2018.

MEYER, M.; Academy of neuroscience (Hrsg.) Fachmodul Kommunikation,
2017. Im Mitgliederbereich online: https://www.academy-of-neuroscience.
com/, zuletzt geprüft 09.06.2018

MINISTERIUM FÜR WISSENSCHAFT UND KUST Baden-Württemberg: Die
Studieninformation für Baden-Württemberg. Online: https://www.studieren-
in-bw.de/vor-dem-studium/bewerben-und-hochschulzulassung/hochschulzu
gang/, zuletzt geprüft am 01.06.2018.

MÜNTE, T.; Academy of neuroscience (Hrsg.) Fachmodul Motivation und Entscheidung, 2017. Im Mitgliederbereich online: https://www.academy-of-neu-
roscience.com/, zuletzt geprüft 09.06.2018

OECD Studie Deutschland führend in technischer Ausbildung (2017). Online:
http://www.zeit.de/gesellschaft/zeitgeschehen/2017-09/oecd-bildungsbericht-
ausbildung-mint-faecher-frauen, zuletzt geprüft am 14.06.2018.

PANT, H., A. (2016): Bildungsplan 2016. Ministerium Kultus, Jugend und Sport
(Hrsg.) S. 11f. Online verfügbar unter http://www.bildungsplaene-bw.de/
site/bildungsplan/get/documents/lsbw/Bildungsplaene/BP2016BW_ALLG_
LBH.PDF, zuletzt geprüft am 28.05.2018.

ReFlect Hochschulen Sachsen-Anhalt: Online: https://wirklichweiterkommen.
de/re-flect?pk_campaign=AdWords_Brand_InitiativeHochschulen&pk_kwd=
hochschulen_sachsen-anhaltHochschulen Sachsen-Anhalt.

REINMANN, M.; WEBER, B. (Hrsg.) (2011): Neuroökonomie. Gabler Verlag |
Springer Fachmedien Wiesbaden GmbH 2011.

REYSEN-KOSTUDIS, B. (2010): Leichter Lernen. 2. Auflage, mgvverlag, München, 2010.

ROTH, G. (2004): Warum sind Lehren und Lernen so schwierig? In: Zeitschrift
für Pädagogik, S. 496–506, 2004.

ROTH, G. (2015): Bildung braucht Persönlichkeit. Wie lernen gelingt. überarbei-
tete und erweiterte Auflage. Stuttgart: Klett-Cotta, 2015.

ROTH, G., RYBA, A. (2016): Coaching, Beratung und Gehirn - Neurobiologische
Grundlagen wirksamer Veränderungskonzepte. Stuttgart: Klett-Cotta, 2016.
E-Book: ISBN 978-3-608-10038-9

ROTH, G. (2017): Persönlichkeit, Entscheidung und Verhalten. Warum es so
schwierig ist, sich und andere zu ändern. 12. Auflage. Stuttgart: Klett-Cotta,
2017.

ROTH, G.; Academy of neuroscience (Hrsg.) Fachmodul Persönlichkeit, 2017. Im
Mitgliederbereich online: https://www.academy-of-neuroscience.com/, zuletzt geprüft 09.06.2018

ROTH, G.; STRÜBER, N. (2017): Wie das Gehirn die Seele macht. 7. durchgesehene Auflage. Stuttgart: Klett-Cotta, 2017.

SCHMIED, V.; HÄNZE, M. (2016): Testtheoretische Überprüfung eines Fragebogens zu Kompetenzen der Selbst- und Studienorganisation und lernrelevanten Emotionen. In: *Die Hochschullehre* 2016 (Jahrgang 2), zuletzt geprüft am 28.02.2018.

SCHUBARTH, W. (2017): Studium nach Bologna. Befunde und Positionen. Potsdam: Universitätsverlag Potsdam (Potsdamer Beiträge zur Hochschulforschung, 3), 2017.

SHIRP, H. (2009): Wie „lernt" unser Gehirn? 2009. Online: http://spdnet.sozi. info/nrw/bonn/renhendricks/dl/Vortrag_von_Heinz_Schrip_-_Wie_lernt_un ser_Gehirn.pdf, zuletzt geprüft am 14.06.2018.

SIMON, W. (2015): GABALs großer Methodenkoffer. Grundlagen der Arbeitsorganisation. 1. Aufl. s.l.: Gabal Verlag GmbH (Whitebooks), zuletzt geprüft am 15.06.2018.

SPITZER, M. (2011): Lernen. Gehirnforschung und die Schule des Lebens. 1. Auflage, Spektrum akademischer Verlag, Heidelberg, 2006, Nachdruck 2011.

STADELMANN, W. (2012): Lernen aus Sicht der Neuropsychologie. Online: 31.08.2012 http://www.uni-duesseldorf.de/MathNat/Biologie/Didaktik/de/ forschung/gehirn/doc/lerneneuropsy.pdf Zuletzt geprüft am 09.06.2018.

STATISTISCHES BUNDESAMT 2017: Zahl der Studierenden steigt im Wintersemester 2017/2018 erneut an, Pressemitteilung Nr. 427 vom 28.11.2017. https://www.destatis.de/DE/PresseService/Presse/Pressemitteilungen/2017/11/PD17_427_213.html, zuletzt geprüft am 14.06.2018.

STAUFENBIEL, KIENBAUM (2017) Was zählt für Personaler, S. 13. Online: https://www.staufenbiel.de/fileadmin/fm-dam/PDF/Studien/JobTrends_2017. pdf, zuletzt geprüft 09.06.2018

THOMPSON, R. (2016): Das Gehirn – Von der Nervenzelle zur Verhaltenssteuerung. Springer, Berlin, Heidelberg 2016.

VESTER, F.C: (2011) Denken, Lernen Vergessen. 34. Auflage, Deutscher Taschenbuchverlag GmbH & Co. KG, München, 2011.

WENDSCHE, J.: Optimale Erholung während der Arbeit: (2015)Wie man Pausensysteme bewerten kann. Wirtschaftspsychologie aktuell, 22(1), 9-12, 2015.

Anhang

© Springer Fachmedien Wiesbaden GmbH, ein Teil von Springer Nature 2019
C. Fitzke, *Förderung überfachlicher Kompetenzen an Hochschulen*,
https://doi.org/10.1007/978-3-658-26903-6

Anhang 1:   Faktoren, die zu einem Studienabbruch führen können nach
                  HEUBLEIN et al 2017

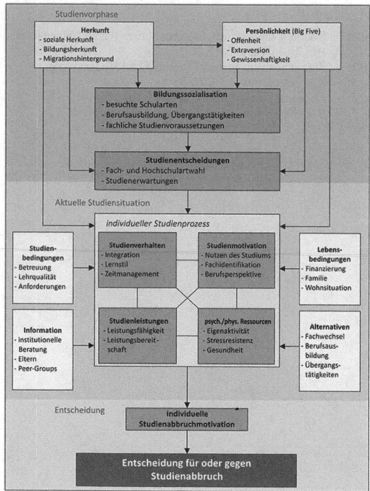

Anhang 2:   Zusammenhang Werte in Big Five und Studienerfolg

„Zum Zusammenhang zwischen den Big Five und Studienerfolg liegen bereits einige empirische Befunde vor. Die Ergebnisse sind jedoch widersprüchlich, wie eine Metaanalyse deutlich macht (Trapmann et al., 2007a). Dort wurden Korrelationskoeffizienten zwischen den Studiennoten und Persönlichkeitsmerkmalen gefunden, die in einem sehr breiten Bereich liegen und sich auch hinsichtlich ihres Vorzeichens unterscheiden. Für Offenheit liegen die Korrelationen zwischen $r = -.16$ und $.42$, für Verträglichkeit zwischen $r = -.23$ und $.25$, für Gewissenhaftigkeit zwischen $r = -.10$ und $.40$ und für Neurotizismus zwischen $r = -.37$ und $.22$ (vgl. Trapmann, 2007). Eine Ursache dafür wird darin gesehen, dass von den fünf Persönlichkeitskonstrukten in manchen Studien nur einzelne Facetten genutzt wurden bzw. die Untersuchung nur in einem Studiengang erfolgte. Die **höchsten Korrelationen** zwischen Persönlichkeitsmerkmalen und Studiennoten liegen für **Gewissenhaftigkeit** vor. Dafür lässt sich eine mittlere Korrelation von $r = .24$ (O'Connor & Paunonen, 2007) bzw. $r = .27$ (Trapmann et al., 2007a) finden. Für den Faktor Offenheit für Erfahrungen liegen weitaus geringere Werte von $r = .13$ (Trapmann et al., 2007a) bzw. $r = .06$ (O'Connor & Paunonen, 2007) vor. Für die anderen drei Persönlichkeitseigenschaften Neurotizismus, Extraversion und Verträglichkeit lassen sich keine gültigen mittleren Korrelationen mit Studiennoten finden."[184]

---

184   FREYER, S. 49

Anhang 3: Kompetenzen nach LEIBER

Tab. 2: Selbstkompetenz der Souveränität, Indikatoren, korrelierte Lehr-Lern-Prozesse und Bewertungsverfahren

Selbstkompetenzen		Indikatoren/Maße	Lehr-Lern-Prozesse	Bewertungsverfahren
Souveränität	überzeugend nonverbal kommunizieren / Körpersprache reflektiert und zielgerichtet einsetzen	Eigenschaften der Körpersprache: plausible Korrelation von Körpersprache und Sprechsprache und Kommunikationssituation; Nichtauftreten von körpersprachlichem Übersprungverhalten	Lerndesiderate der LernerInnen identifizieren Aufgabenstellung geben und Lernmaterialien, Lernmedien bereitstellen	begleitende Beobachtung in Lehr-Lern-Situationen (z.B. Hospitation, kollegiale Intervision) Bewertung der Lernmaterialien und Lernumgebung (durch Lernende, Lehrende, externe ExpertInnen)
	sich authentisch verhalten und äußern / eigene Erfahrungen und Einschätzungen authentisch darstellen	Eigenschaften authentischen Verhaltens: keine körper- oder sprechsprachlichen Anzeichen von unaufrichtiger Kommunikation, inhaltlichen und emotionalen Übertreibungen	Lernmaterial bearbeiten und Lernprodukt generieren Prüfung des Lernerfolgs	Befragungen Lernender und Lehrender zur Qualität des Lehr-Lern-Prozesses Befragungen Lernender und Lehrender zum beobachteten Kompetenzzuwachs
	Ideen und Einstellungen überzeugend kommunizieren	Eigenschaften überzeugender Kommunikation: (logisch korrekte) Argumente; Verweis auf (empirische) Evidenzen; Integration in breitere Kontexte		Bewertung der Prüfungsergebnisse Bewertung hochschuldidaktischer Beratungs- und Qualifizierungsangebote für Lehrende
	sich gelassen und wertschätzend verhalten, auch unter Irritationen	Eigenschaften gelassenen Verhaltens: nicht von unwillkürlichen Affekten geleitet; nicht durch Übertreibungen geprägt		inkl. Verlaufsstudien

Abb.: Leiber 2016, S. 12

Tab. 3a: Selbstkompetenzen der Selbstbestimmungs- und Lernfähigkeit mit Indikatoren

Selbstkompetenzen		Indikatoren/Maße
Selbstbe-stimmungs-fähigkeit	eigene motorische, emotive und kogniti-ve Fähigkeiten wahrnehmen und eigene Stärken, Schwächen, Potenziale kennen	Übereinstimmung(sgrad) von Selbst- und Fremdeinschätzungen zu Kompetenzen
	eigene Entscheidungs- und Handlungsfä-higkeiten motivieren / Nutzung in- und extrinsischer individueller Motivatoren	physisch-psychische/s Bereitschaft/ Energiepo-tenzial zur Reflexion, Entscheidung, Handlung
	effektiv/ effizient mit Arbeits- und Zeit-plänen umgehen	Nicht-/ Einhaltung/ Abweichungen von inhaltli-chen und zeitlichen Arbeitsplänen
	zielgerichtet entscheiden und handeln / die zur Zielerreichung erforderlichen Schritte kennen und systematisch um-setzen	korrekte/ adäquate Beschreibung von Ent-scheidungs- und Handlungsprozessen; Erfolgs-grad von Entscheidungs- und Handlungspro-zessen
	Lernprozesse und Erfolge überprüfen / Lernschritte planen, durchführen und Erfolg kontrollieren, entsprechende Konsequenzen ziehen	Nicht-/ Einhaltung/ Abweichungen von inhaltli-chen und zeitlichen Lernplänen
Lernfähig-keit	gegenüber Veränderungen aufgeschlos-sen sein	Bewältigung von Veränderungen und Prob-lemstellungen durch Lernen
	eigene Entscheidungs- und Handlungsfä-higkeiten motivieren / Nutzung in- und extrinsischer individueller Motivatoren	physisch-psychische/s Bereitschaft/ Energiepo-tenzial zur Teilnahme an Lernprozessen
	eigenes Lernverhalten kennen	adäquate Beschreibung eigenen Lernverhal-tens; Übereinstimmung(sgrad) von Selbst- und Fremdeinschätzungen zum Lernverhalten
	aus Fehlern lernen	Qualitätsregelkreis zum Lernprozess; modifi-ziertes Verhalten

Abb.: Leiber 2016, S. 13

Tab. 3b: Sozialkompetenzen der Kommunikations- und Führungsfähigkeit mit Indikatoren

Sozialkom	petenzen	Indikatoren/Maße
Kommuni-kationsfä-higkeit	gemeinsames Situations-verständnis klären	Klärungsgrad des situativen Kommunikationskontexts
	Sprachgebrauch anpassen	Grad der sprachlichen Anpassungsfähigkeit
	Botschaften verstehen	Grad der Differenzierungsfähigkeit zwischen verschiedenen Kommunikationsebenen (z.B. Sach-, Beziehungs-, Apell-, Selbstoffenbarungsebene); Fähigkeit, Widersprüche zu klären
	zuhören können	Grad der Geübtheit in aktivem Zuhören, Nachfragen, Para-phrasieren
	eigenen Anteil an Kom-munikation erkennen	Fähigkeit, unreflektierte (verzichtbare) Interpretationen und Wertungen zu vermeiden
	Schwieriges zur Sprache bringen	Fähigkeit, in schwierigen Situationen ein konstruktives Ge-spräch zu initiieren; Fähigkeit, Interessen der Beteiligten zu klären
Führungs-fähigkeit	MitarbeiterInnen motivieren	Vermittlungsfähigkeit von Einstellungen und Strategien für ein Leistungsziel; Fähigkeit zur Anerkennung und Wertschät-zung anderer für erbrachte Leistungen
	Prozesse kontrollieren	Fähigkeit, Prozesse nachzuvollziehen und zu überprüfen
	Aufgaben delegieren	Fähigkeit, klar definierte Entwicklungsschritte, die zur Zieler-reichung beitragen, an andere abzugeben
	Personal entwickeln	Fähigkeit, die Bedeutung der Ressource Personal adäquat einzuschätzen; Kenntnis von Instrumenten der Personalent-wicklung (z.B. Mitarbeitergespräche, Leistungsanreize, Ent-wicklungsperspektiven eröffnen)
	MitarbeiterInnen integrieren	Fähigkeit, alle MitarbeiterInnen in die Leistungszielverfolgung adäquat zu integrieren (z.B. durch Kommunikation, Transpa-renz, Integration der Einzelkompetenzen)

Abb. Leiber 2016, S. 14

Tab. 4: Weitere Selbst- und Sozialkompetenzen (ohne Indikatoren)

Selbstkompetenzen
Handlungsflexibilität: gewohntes Denken und Verhalten hinterfragen; Neues erproben wollen; geänderte Rahmenbedingungen berücksichtigen
Entscheidungsfähigkeit: Handlungsalternativen und -konsequenzen erkennen; Prioritäten setzen; reflektiert mit Risiken umgehen
Reflexionsfähigkeit: (emotionale) Perspektive wechseln; eigene Werthaltung kennen; eigene Fähigkeiten realistisch einschätzen; kritikfähig sein
Sozialkompetenzen
Empathiefähigkeit: Bedürfnisse und Fähigkeiten anderer wahrnehmen; sich in andere hineinversetzen; Verbundenheit ausdrücken; fürsorglich sein; andere stärken
Teamfähigkeit: Rollen, Interaktionen und Prozesse in einer Gruppe erkennen; in einer Gruppe intervenieren; Informationsbasis pflegen; Handeln koordinieren; gemeinsame Lösungen anstreben; Ergebnisse herbeiführen; flexibel sein
Kooperationsfähigkeit: Kooperationen aufbauen, pflegen und gestalten; Informationsflüsse gestalten; gemeinsame Ziele definieren und verfolgen; Komplexität bewältigen
Konfliktfähigkeit: Konflikte verstehen; passende Konfliktbewältigungsstrategien einsetzen; symmetrische und asymmetrische Konflikte schlichten und lösen; Teufelskreise durchbrechen; mit Angst, Aggression und Manipulation umgehen

Abb. Leiber 2016, S. 15

Der Vollständigkeit und epistemologischen Rechtfertigung halber sei hier noch erwähnt, dass das so genannte Fünf-Faktoren-Modell (*Big Five*, vgl. z.B. Brunello & Schlotter, 2011, S. 5f.) der Persönlichkeitspsychologie mit den oben explizierten personalen Kompetenzen (vgl. Tab. 2, 3a, 3b und 4) nicht im Widerspruch steht, jedoch hinsichtlich der verwendeten Kriterien und alternativen *Durchmischung* der Subkriterien eher als allgemeines und alltagsweltliches Diagnoseinstrument für Persönlichkeit ausgerichtet ist.[6]

Anhang 4:   Übersicht überfachliche Kompetenzen

Studienkompetenz   **Kompetenzförderung an Hochschulen**

KOMPASS FH Köln Selbsttest Studienkompetenz[185]	
Arbeitstechniken	M
Durchsetzungsfähigkeit	S
Eigenständigkeit / Gestaltungs-motivation	P
Entscheidungsfähigkeit	P
Interkulturelle Kompetenz	S
Kreativitätstechniken	M
Moderation	M
Präsentationstechniken	M
Problemlösen	M
Selbstmanagement	P
Selbstmarketing	M
Sensitivität (Empathie)	S
Stressbewältigung	P
Team- und Projektmanagement	S
Teamfähigkeit /-orientierung	S
Überzeugungskraft	S
Zeitmanagement	M
Zielorientierung	P

Methodische	M
Persönliche	P
Sozial/kommunikative	S

LEIBER Persönlichkeitsentwicklung als Bildungsziel von Hochschulen[186]
Empathiefähigkeit
Entscheidungsfähigkeit
Führungsfähigkeit
Handlungsflexibilität
Kommunikationsfähigkeit
Konfliktfähigkeit
Kooperationsfähigkeit
Lernfähigkeit
Reflexionsfähigkeit
Selbstbestimmungsfähigkeit
Souveränität
Teamfähigkeit

Vision – was sollte gefördert werden?
Bildung neu Denken[187]
Prof. Dr. Dieter Lenzen
Durchsetzungsbereitschaft
emotionale Stabilität
Kompromissbereitschaft
Kreativität
Leistungsmotiv
Nachhaltigkeitsbereitschaft
Optimismus
Problemlöseorientierung
Risikobereitschaft
Selbstorganisationsfähigkeit
Selbstwirksamkeitsverantwortung
Selbstverwirklichungsmotiv
sozialer Kompetenz
Stressresistenz
Teamfähigkeit
Unabhängigkeitsstreben
Ungewissheitstoleranz
Verantwortungsbereitschaft

---

185 Vgl. GOTZEN, KOWALSKI, LINDE (2011), S. 35
186 Vgl. LEIBER, T. 2016
187 Vgl. LENZEN, D.: Hrsg.: vbw: Bildung neu denken. Das Zukunftsprojekt. Zusammenfassung der Studie. Online: http://www.institutfutur.de/_service/rezensionen/VBW_bildung.htm, zuletzt geprüft am 09.06.2018

Kompetenzen, die von Arbeitergeber/innen gefordert werden

BDA, BDI, HRK[188]
eigenen Arbeits- und Lernweg verantwortlich zu gestalten
fachliches auch disziplinübergreifendes Urteilsvermögen
Fähigkeit erlerntes Wissen und Methoden produktiv auf andere Zusammenhänge und
Probleme anzuwenden und weiterzuentwickeln
Führungsfähigkeit (Motivieren, Entscheiden, Prioritäten setzen)
Interkulturelle Kompetenz
Kenntnis Inhalte, Methoden einer wissenschaftlichen Disziplin
Kommunikationsfähigkeit
Konfliktfähigkeit
Kreativität, Flexibilität und Innovationsfähigkeit
Leistungsbereitschaft und Ergebnisorientierung
Präsentations-, Moderations-, Feedbacktechniken
Recherche- und Arbeitstechniken
Selbstvertrauen
Teamfähigkeit
Unternehmerisches Denken und Handeln
Verantwortungsbewusstsein
Zeit- und Projektmanagement

Was zählt für Personaler 2017[189]
Analytische & konzeptionelle Fähigkeiten
Begeisterungsfähigkeit
Belastbarkeit
Durchsetzungsvermögen
Eigeninitiative Einsatzbereitschaft
Ergebnis- Leistungsorientierung
Kommunikationsfähigkeit
Konfliktlösekompetenz
Kontaktfreude
Leistungsbereitschaft
Lernbereitschaft
Offenheit/Neugier
Persönlichkeitsbild / Auftreten
Teamfähigkeit
Unternehmerisches Denken & Handeln
Verantwortungsbereitschaft

---

188 Memorandum von BDA, BDI und HRK (2008): Beschäftigungsfähigkeit von Hochschulabsol-
      venten stärken. Für eine besser Arbeitsmarktrelevanz des Hochschulstudiums. Hg. v. BDA, BDI,
      HRK.
189 STAUFENBIEL, KIENBAUM (2017) Was zählt für Personaler, S. 13. Online: https://www.
      staufenbiel.de/fileadmin/fm-dam/PDF/Studien/JobTrends_2017.pdf, zuletzt geprüft 09.06.2018

Anhang 5:   Big Five Persönlichkeitstest und Studienfachwahl

„Was ist das Big Five-Modell?

Das **Big Five-Modell**, auch **Fünf-Faktoren-Modell (FFM)** oder **OCEAN-Mo-dell**, ist das derzeit international am weitesten verbreitete Standardmodell zur Beschreibung der Persönlichkeit eines Menschen. Anhand der fünf Dimensionen Offenheit, Gewissenhaftigkeit, Verträglichkeit, Extraversion und emotionale Stabilität wird die Persönlichkeit eines Menschen beschrieben.

Messinstrumente Big Five & Big Five Inventory (BFI)

Um die Big Five einer Persönlichkeit zu erfassen, wurden unterschiedliche Messverfahren entwickelt. Das wohl bekannteste Instrument zur Messung, das NEO-Personality Inventory, umfasst 240 Fragen, und selbst dessen Kurzform, das NEO-Five Factor Inventory immerhin noch 60. Das für den Persönlichkeitstest Re/Flect gewählte Verfahren, das **Big Five Inventory (BFI)** umfasst 44 Fragen. Es wurde mit dem Ziel entwickelt, die fünf Faktoren zu erfassen und den gemeinsamen Kern der verschiedenen Big Five-Ansätze abzubilden. Verschiedene Studien zur Überprüfung der Eignung des BFI (Validierungsstudien) zeigen, dass es ein sehr zuverlässiges (reliables) und genaues (valides) Instrument zur Erfassung der Big Five darstellt. **Warum verwenden wir überhaupt einen Persönlichkeitstest?** Das Persönlichkeitsmodell der Big Five ist mittlerweile auch außerhalb der Persönlichkeitsforschung angekommen. In den letzten Jahren haben sich die Big Five-Persönlichkeitsdimensionen als erfolgreiche Variablen zur Vorhersage für verschiedene individuelle wie gesellschaftliche Prozesse und Phänomene erwiesen. Beispielsweise lassen sie Rückschlüsse auf das Wahlverhalten zu, zeigen Zusammenhänge zu Lebenserwartung und Gesundheit oder auch zur Berufs- und Studienwahl. Letzteres bildet die Grundlage für die Verknüpfung von Re/Flect und Re/Search.

Was kann Re/Flect leisten und was nicht?

Das Re/Flect-Ergebnis liefert ein fundiertes Bild über das Verhalten und die Persönlichkeit in allen fünf Dimensionen. Es dient als Grundlage für Empfehlungen von Studienfeldern, die zum eigenen Persönlichkeitsprofil passen. Darüber hinaus kann es individuell genutzt werden, z.B. als Gesprächsgrundlage für eine weiter-

führende Studienberatung oder zum Abgleich von Selbst- und Fremdwahrneh-
mung. Zu beachten ist: Persönlichkeitstests liefern keine absoluten Beschreibung
der Persönlichkeit, da sie nicht in der Lage sind, wirklich alle Aspekte eines Menschen erschöpfend abzubilden.[190]"

---

190   ReFlect Hochschulen Sachsen-Anhalt: Online: https://wirklichweiterkommen.de/re-flect?pk_
      campaign=AdWords_Brand_InitiativeHochschulen&pk_kwd=hochschulen_sachsen-anhalt
      Hochschulen Sachsen-Anhalt.

Printed in the United States
By Bookmasters